Excel을 활용한

병원통계학

보무각

저자소개

김용혁(초당대학교 의약관리학과 교수)

김창태(대구미래대학교 병원의료업무과 교수)

오홍준(초당대학교 교양교직학부 교수)

정성옥(광주여자대학교 보건행정학과 교수)

최관덕(대구과학대학교 의무행정과)

Excel을 활용한

병원통계학

초판2쇄발행 2014년 8월 28일
초판발행 2013년 1월 20일

지은이 김용혁·김창태·오홍준·정성옥·최관덕
펴낸이 이호동
발행처 보문각
블로그 http://bomungak.blog.me
e-mail bomungak@naver.com
주소 서울시 서초구 바우뫼로7길 8 세신상가 707호
등록번호 302-2003-00085
전화 02)468-0457
팩스 02)468-0458

값 13,000원

ISBN 978-89-6220-167-3 93510

머리말

최근 병원들이 양적 · 질적으로 급속하게 팽창됨으로써 병원들 간의 경쟁이 심화되는 추세에 있어 병원의 변화와 환자의 요구에 적절한 운영을 해야 한다는데 이견이 있을 수 없게 되었다.

효과적이고 경쟁력 있는 병원경영을 수행함에 있어 합리적인 의사결정은 필수적이고, 이에 정확하고 적절한 자료의 통계처리가 병원경영에 큰 역할을 한다고 할 수 있다. 정보통신의 발달로 병원에서 발생하고 있는 자료를 수집 · 분석하는 것이 용이해짐에 따라 병원의 각 분야에서는 각종자료의 요약 · 정리에 대한 요구가 강해지고 있어, 병원통계를 능숙하게 다루는 전문가를 선호하는 경향이 많아지고 있다.

일반적으로 통계학은 그 응용분야가 자연과학뿐만 아니라, 사회과학과 인문과학 등 모든 분야에 걸쳐서 광범위하게 사용되어지는 학문이다. 그러나 대부분의 병원통계관련 책들은 너무 관념적이고 이론적이어서 통계학을 전문적으로 공부하지 않은 사람이 접근하기에는 용의하지 않았던 것이 사실이다.

본 병원통계 교재는 병원에서 발생하는 각종 자료를 활용가능한 정보로 가공하여, 진료정보 생성의 간접적인 경험을 하기 위해 보건학, 의무기록, 간호학 및 병원계통에 종사하기를 원하는 대상에게 체계적이고 효과적인 학습 지침서가 되도록 시도하였다. 특히, 통계학이 난해하고 학습하기 힘들다는 학생들에게 통계학에 대한 기본적인 사고방식과 사용법을 쉽게 이해할 수 있도록 Excel을 활용하여 통계처리 방법을 익히도록 기술하였다.

본서를 집필함에 있어 핵심방향은 대학의 병원경영이나 의무기록 관련학과 학생들을 대상으로, 의무기록사, 병원행정사, 의료보험사 등의 자격시험에 도움이 되도록 통계이론을 설명한 후 각 장마다 예제와 문제, 마지막으로 연습문제를 제시하여 내용의 이해도를 향상하도록 하였다. 더불어 기존 병원통계학에서 소홀히 다루어지는 병원관련 필수적인 용어 및 보건지표관련 내용을 정리하여 수록하였다.

본서를 집필함에 있어 도움을 주신 모든 분들께 감사드리고, 특히 본서를 출간할 수 있도록 배려해주신 보문각의 이호동 사장님을 비롯한 관계자 여러분께 심심한 사의를 표한다.

2013년 1월

저자일동

Contents

차 례

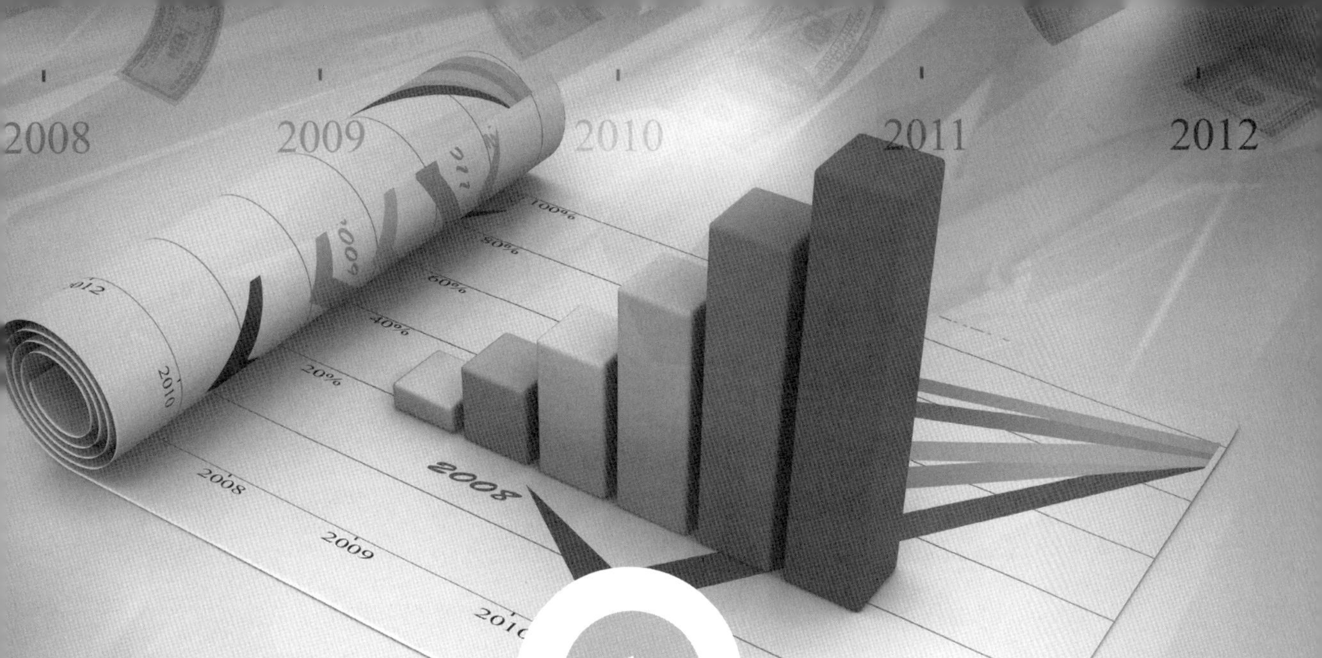

제1장

Excel로 통계 시작하기

1 Excel의 기본적인 활용

윈도우즈 바탕화면에서 시작 - 모든 프로그램(P) 을 클릭하면 내 컴퓨터에서 사용할 수 있는 모든 프로그램명이 표시된다(〈그림 1-1〉 참조). 이 중에서 Microsoft Office를 클릭하여 Microsoft Excel 을 실행한다.

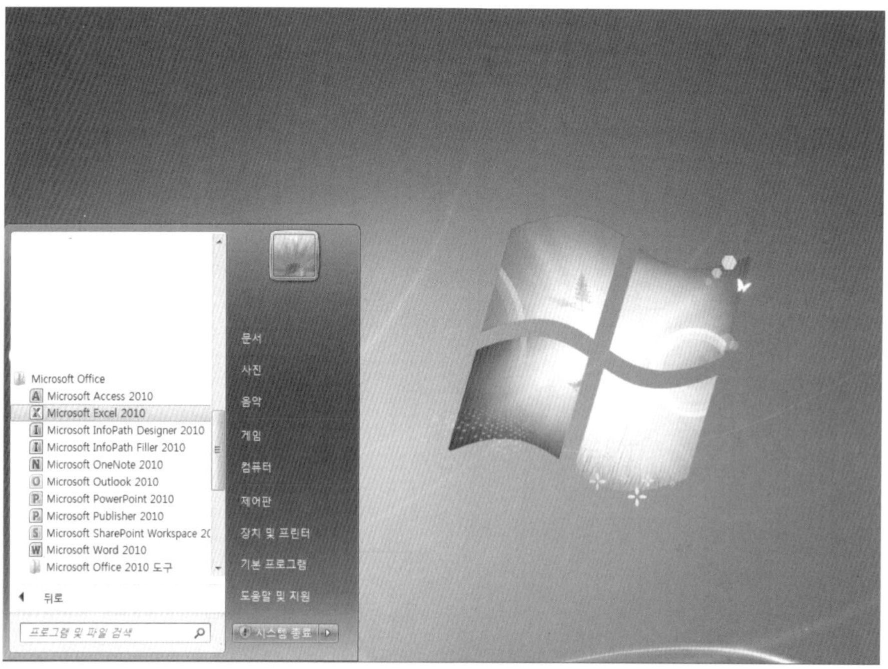

〈그림 1-1〉 Excel 실행을 위한 바탕화면

〈그림 1-2〉는 Excel을 실행 시켰을 때 나타나는 초기화면으로 일반적으로 워크시트라고 부른다.

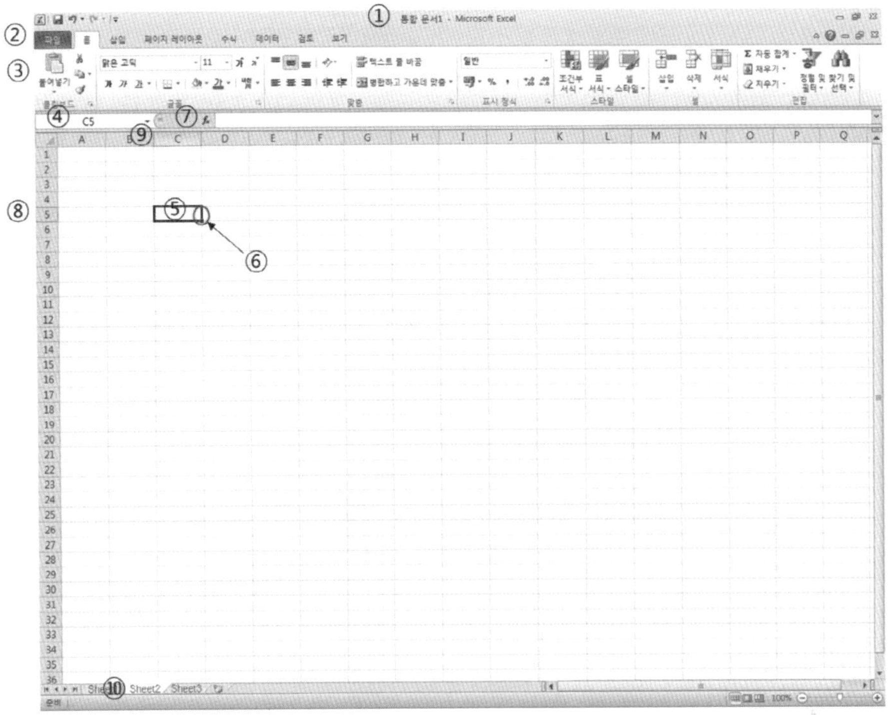

〈그림 1-2〉 워크시트

〈그림 1-2〉에서 ①이 위치한 곳은 현재 작업하고 있는 프로그램의 이름과 파일명이 표시된다. ②가 위치하고 있는 곳의 이름은 '메뉴표시줄'이라고 하는데 Excel에서 사용 가능한 주 메뉴를 나타내고 ③이 위치하고 있는 곳의 이름은 '도구 모음'이다.

'도구 모음'은 ②의 '메뉴표시줄'의 메뉴 중에서 많이 사용되는 기능을 유형별로 분류하여 아이콘화 시킨 것이다. ④는 현재 포인터가 위치하고 있는 곳의 주소를 나타낸다. 예를 들면 〈그림 1-2〉에서 'B5'라고 표시되어있는 것의 의미는 현재 포인터가 위치하고 있는 곳의 주소가 B열과 다섯 번째 행이 교차하는 지점임을 의미한다. ⑧과 ⑨의 설명은 이것으로 대신한다. ⑤가 위치한 곳은 앞에서 설명하였던 'B5'이다. ⑤와 같은 직사각형을 Excel의 워크시트에서는 '셀'이라고 부르고

이 셀의 우측 하단에 나타난 작은 사각형(⑥)을 '셀 포인터'라고 한다. 이 셀 포인터는 셀의 자동복사나 자동계산 등에 사용되는 중요한 기능이다(〈그림 1-3〉 참조). ⑩은 통합 문서에 포함된 여러 시트를 구분하는 이름표로 '시트 탭'이라 한다.

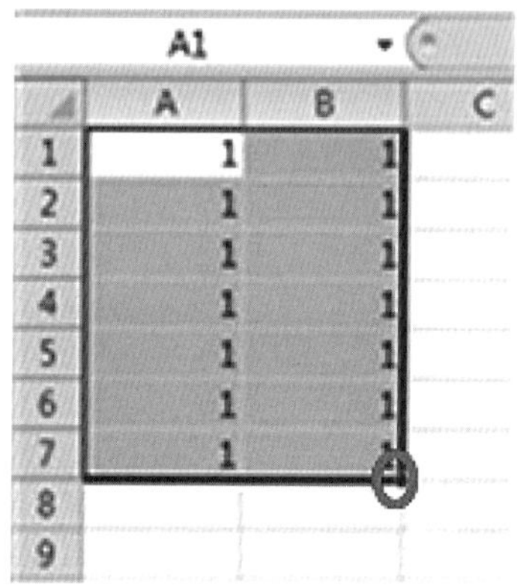

〈그림 1-3〉 셀 포인터

앞으로 자료와 분석결과의 관리에 유용하게 사용되는 도구표시줄의 메뉴와 아이콘들을 몇 가지 소개하면 다음과 같다.

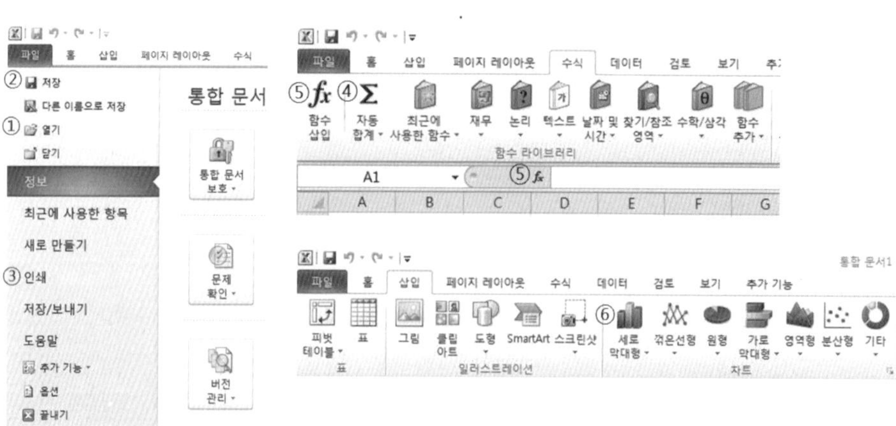

〈그림 1-4〉 도구표시줄의 아이콘

① 파일열기

저장된 자료파일이나 결과물 파일을 불러온다.

② 파일 저장하기

작업한 파일을 같은 이름으로 같은 위치에 저장해주고, 새로 만들어진 파일은 저장할 위치와 이름을 지정하도록 하는 대화상자를 불러준다.

③ 인쇄하기

현재 사용 중인 시트의 내용을 인쇄한다.

④ Σ 자동합계

선택된 셀 값의 합을 자동으로 계산한다.

⑤ fx 함수마법사

수학, 통계, 재무 등 영역별로 사용이 가능한 함수의 목록을 나타낸다.

⑥ 차트마법사

다양한 차트를 작성할 수 있도록 하는 안내화면을 나타낸다.

〈그림 1-5〉를 보면 숫자만 있는 셀은 값이 오른쪽으로 정렬되어 있고, 문자와 숫자가 혼합되어 있는 셀은 값이 왼쪽으로 정렬되어있는 것을 알 수 있다.

	A	B	C	D	E
1	A1	A2	A3	A4	A5
2	1	2	3	4	5
3	10	20	30	40	50
4	100	200	300	400	500
5					

〈그림 1-5〉

셀 값의 서식은 셀에서 마우스의 오른쪽 버튼을 클릭하여 셀 서식(F)... 을 선택하여 지정할 수 있다. 셀 서식에는 표시형식이나 맞춤, 글꼴, 테두리, 무늬, 보호 등이 있다.

'표시형식'은 셀의 내용에 따라 일반이나 숫자, 통화, 회계, 날짜, 시간 등 표시형식을 달리 할 수 있다. 예를 들어 숫자의 소수점 이하 자릿수나 음수 표기 형식 등을 정하고 싶으면 범주에서 '숫자'를 선택하면 정할 수 있다.

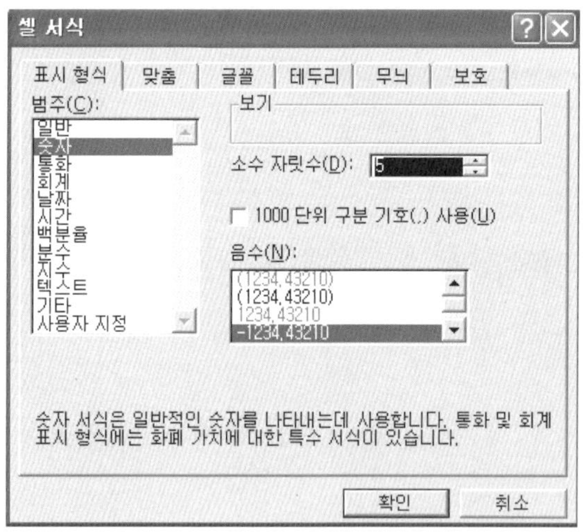

〈그림 1-6〉 셀 서식

'테두리'는 셀의 위, 아래, 오른쪽, 왼쪽의 테두리에 대한 설정을 할 수 있다.

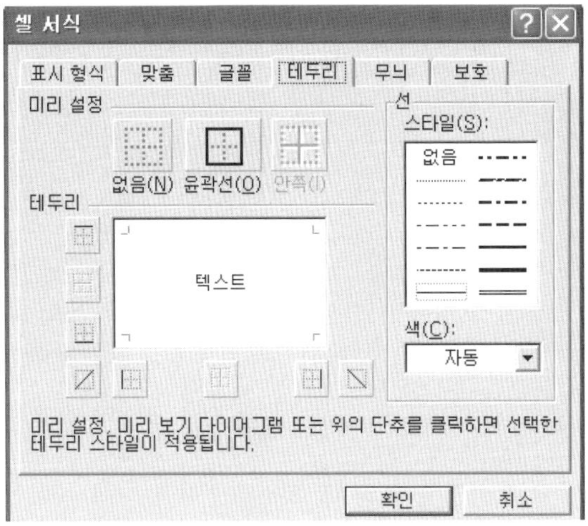

〈그림 1-7〉 셀 서식의 테두리 선택

기존의 셀의 내용을 새로운 셀에서 참조하는 방법에는 참조한 셀이 현재 셀의 위치에 따라 바뀌게 하는 방법과 현재 셀의 위치에 상관없이 일정하게 고정시키는 방법이 있다. 전자를 '이동참조', 후자를 '고정참조'라 한다. 여기서는 고정참조에 대하여 알아보자.

'고정참조'란 참조하는 셀의 위치를 고정하여 현재 셀의 위치가 바뀌어도 계속해서 같은 위치의 값을 참조하는 방법이다. 열(행)을 고정시키기 위해서는 열 문자(행 번호) 앞에 "$" 표시를 한다. 열과 행을 모두 고정시키기 위해서는 열 문자와 행 번호 앞에 모두 "$"를 표시한다.

〈그림 1-8〉은 C2=A2+B2에서 행 번호만을 고정시키고 마우스로 자동복사를 실행한 결과이다.

C2 ▾ fx =A$2+B$2

	A	B	C	D
1	중간고사	기말고사	합계	
2	60	70	130	
3	80	85	130	
4	90	92	130	
5				

〈그림 1-8〉

〈그림 1-9〉은 열 문자만을 고정시키고 마우스를 끌어 C열을 채운 결과이다.

C2 ▾ fx =$A2+$B2

	A	B	C	D
1	중간고사	기말고사	합계	
2	60	70	130	
3	80	85	165	
4	90	92	182	

〈그림 1-9〉

2 Excel을 통계패키지로 변환시키기

Excel은 일반적으로 스프레드시트로 활용하지만, 필요한 경우 사용할 수 있도록 통계 분석을 할 수 있는 기능이 내재되어있다. 이 기능을 활성화시키기 위해서는 통계분석 옵션을 설정하여야 한다.

이동(G)... 메뉴표시줄의 파일 - 옵션 - 추가 기능 - 이동을 클릭하여 추가기능 대화상자를 활성화시킨다. 추가기능 대화상자에서 '분석도구'와 '분석도구-VBA'를 선택하고 확인 을 클릭한다.

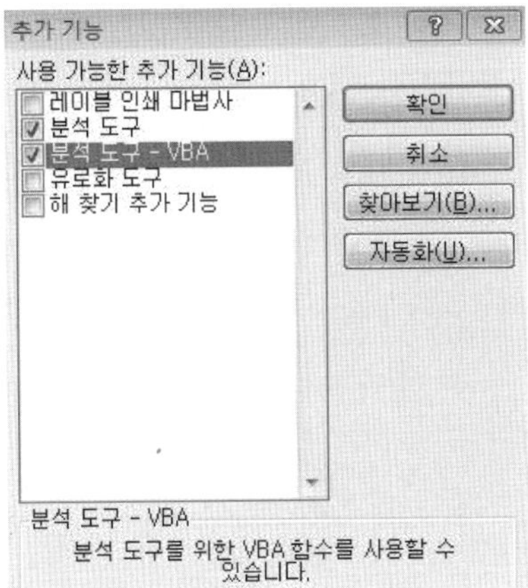

〈그림 1-10〉 추가기능 대화상자

이 과정이 끝나면 메뉴표시줄의 데이터 에 데이터 분석 이란 항목이 새롭게 생긴다. 데이터 분석(D)... 옵션을 선택하면 여러 가지 분석 기능을 포함한 대화상자가 나타난다(〈그림 1-12〉 참조). Excel에서 복잡한 통계분석은 대부분 데이터분석 대화상자를 이용해서 이루어진다.

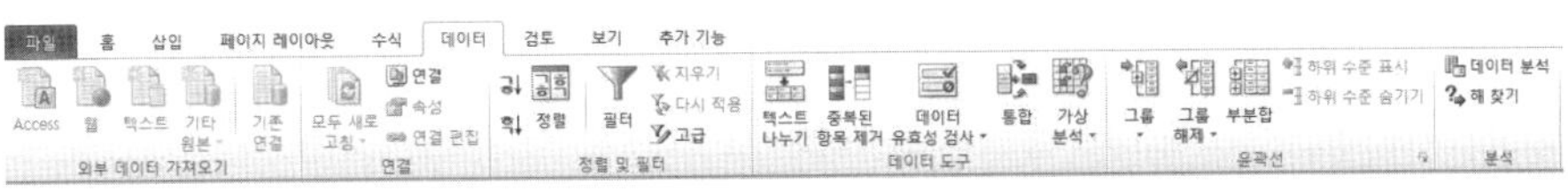

〈그림 1-11〉 데이터분석기능을 추가한 화면

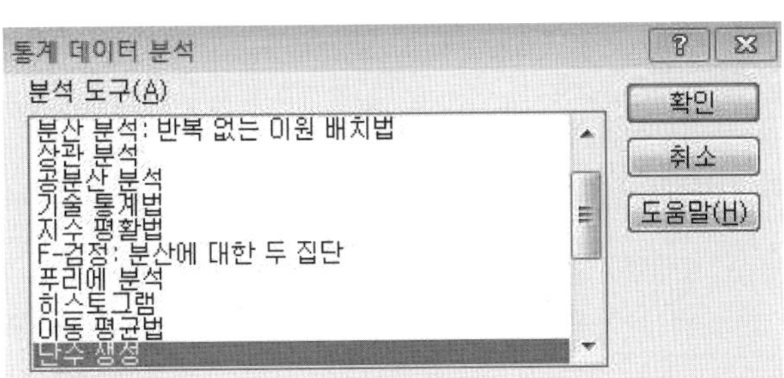

〈그림 1-12〉 데이터분석 대화상자

분석하고자 하는 내용에 따라 대화상자의 구성이 달라지지만, 통계 데이터분석 대화상자는 크게 두 부분으로 이루어진다. 분석에 사용할 변수를 지정하는 부분인 "입력"과 분석한 결과를 보여줄 곳을 지정하는 "출력옵션"이다.

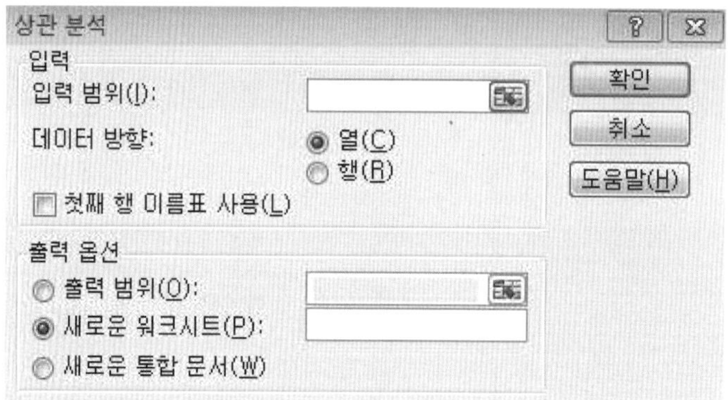

〈그림 1-13〉 분석대화상자

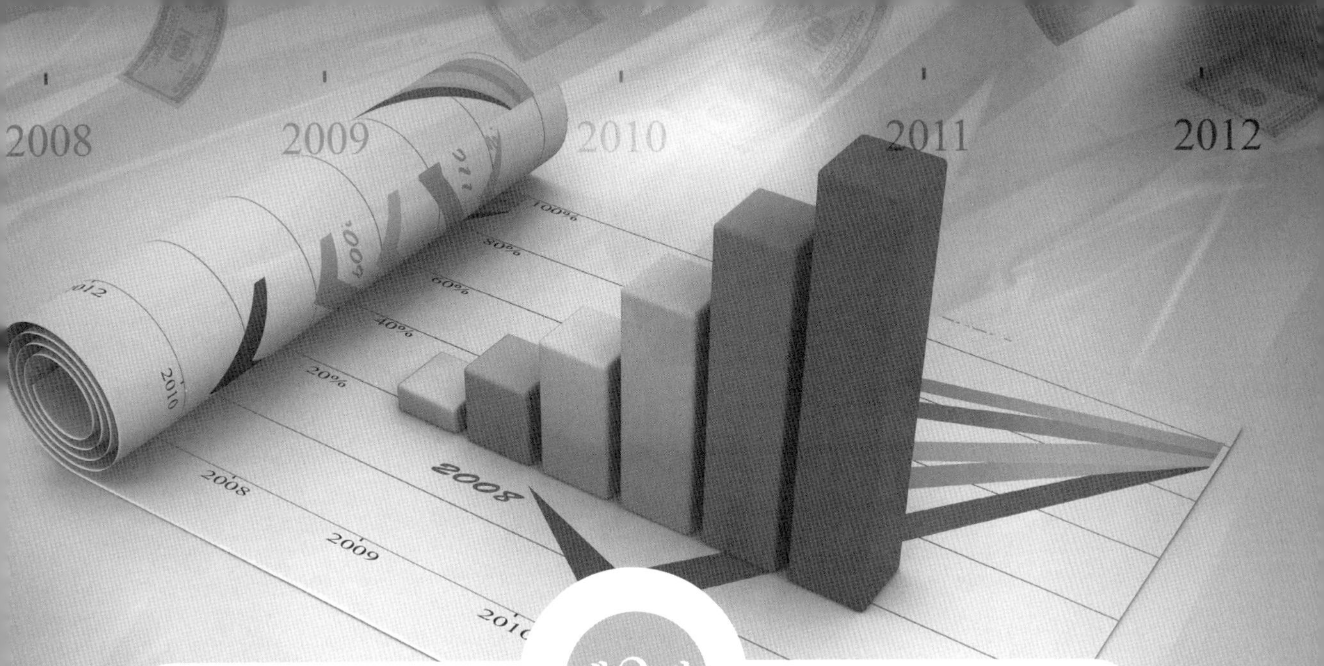

제2장

통계학의 정의와 기본개념

1 통계학의 정의

통계학을 정의하기에 앞서 우리가 통계학을 공부하는 목적부터 알아보자. 통계학을 공부하는 목적은 보통 두 가지로 야기되어진다. 첫번째는 자료를 정리 · 요약하는 방법을 제시하는 것이고 두 번째는 표본을 통해서 얻어진 표본의 특성인 통계값으로부터 모집단의 특성인 모수값을 얻어내는 것이다. 이러한 통계학의 목적으로부터 다음과 같이 통계학의 정의를 이끌어 낼 수 있다.

통계학(statistics)이란 연구목적에 필요한 자료 및 정보를 최적한 방법으로 수집하고, 수집한 자료를 과학적이고 논리적인 이론에 의하여 정리 분석하는 학문이라고 한국통계학회의 용어사전에 기술되어있다. 즉, 통계학이란 주어진 조건에서 수집된 자료를 과학적 이론에 의하여 정리, 분석하는 방법을 제시해 주는 것이라고 할 수 있다.

통계학을 의미하는 'statistics'이라는 용어의 어원은 라틴어에서 국가라는 의미를 갖는 'status'에서 유래한 것이라는 사실에서 알 수 있듯이, 통계학의 출발점이 국가이며 국가와 밀접한 관계가 있음을 알 수 있다. 고대로부터 국가의 지배자들은 통계를 국가의 재정을 위한 과세대장과 징병의 소집을 위한 징집 장부뿐만 아니라 토지의 분배를 위한 기록부를 작성하여 국가를 통치하는 데 활용하였다. 이는 곧 원활한 통치를 위해 여러 형태의 통계 조사가 필요했음을 알 수 있다. 오랫동안 통계라는 것은 어느 한 국가의 지표로서 경제, 인구 그리고 정치적인 상황을 자료나 도표로 나타내는 것과 동일시되어 왔다.

통계가 오늘날과 같이 학문으로서 발판을 굳이는 데는 오랜 시간이 흐른 뒤이다. 17세기에 독일의 콘링(H. Conring)에 의하여 헬름스타트 대학에서 「구주 최근 국가학」이라는 제목으로 강의한 것이 오늘날 통계학이라고 불리는 성질을 띤 학문으로 되었다. 이 국상학(staatenkunde)은 정치, 경제, 사회, 문화 등 각종 국가적 현상을 통계적 수치보다는 문장 형태로 설명하고 있다.

영국에서는 독일과 거의 같은 시기에 정치산술학(political arithmetic)이라는 통계적 학문체계를 탄생시켰다. 정치산술학은 상인이었던 그란트(J. Grant)가 「사망표에 관한 자연적 그리고 정치적인 관찰」이라는 논문에서 비롯되었다. 정치산술학은 모든 정치적, 경제적, 사회적, 문화적 현상을 수량적인 자료로 설명한다는 점에서 독일의 국상학 보다는 통계학적 방법에 조금 더 근접했다고 할 수 있다.

오늘날 괄목할만한 발전을 이룬 통계학은 이제 더 이상 단순히 주어진 자료를 그림이나 표로 정리하거나 간단한 수치로 요약하는 것이 전부가 아니라 주어진 자료를 기초로 하여 보편타당한 이론을 추론하여 현장에서 필요한 판단을 내리거나 미래의 투자를 위한 전략으로 사용할 수 있는 방법을 제시해 주는 학문의 한 분야로서 그 중요성을 인정받게 되었다.

2 기본개념

통계학을 이해하고 학습하기 위해서는 용어 및 기본개념에 대해서 알아 두어야 한다.

모집단(population)이란 연구자가 알고자 하는 모든 구성원, 즉 전체집단을 의미한다. 구성원의 수가 유한인가 무한인가에 따라 유한모집단과 무한모집단으로 나누어진다. 모집단 전체를 통계 처리하는 경우도 있으나 실제로 조사를 수행할 때는 그 중 일부만을 대상으로 하여 조사를 진행하고 그 결과를 이용하여 모집단의 결론을 유추하기도 한다. 이때 실제 조사의 대상이 되는 부분집단을 표본(sample)이라고 한다.

자료를 기술할 때, 기술한 자료가 표본의 특성을 나타낸 것인지 모집단의 특성을 나타낸 것인지를 구분할 필요가 있다. 표본의 특성을 나타낸 측정값을 통계값

(statistic)이라 하고 모집단의 특성을 기술한 측정값을 모수값(parameter)이라 한다.

통계학을 분류하자면 수집한 자료를 단순하게 기술하고 요약하는 기술통계(descriptive statistics)와 실제 조사에서 얻은 자료를 통하여 원래 얻고자했던 모집단의 특성을 파악하는 추리통계(inferential statistics)로 나누어진다. 기술통계에서는 수집한 자료를 숫자로 나타내서 이를 요약 · 분류하여 체계화하는 작업이며, 요약수치(중심경향값, 산포도, 상관관계…)와 차트(막대도표, 히스토그램, 도수다각형, 꺾은선 그래프, 파이차트, Excel차트…)로 나눈다. 추리통계는 표본의 자료를 근거로 모집단의 특성에 대한 결론을 유추하는 기법이며, 추정(estimation)과 가설검정(hypothesis testing)으로 나눈다.

3 자료의 형태

통계학에서 자료가 주어지면 주어진 자료를 분석하여 전체적인 경향을 파악하여 새로운 사실을 유추한다. 하지만 주어진 각각의 자료를 측정된 값을 보면서 분석하는 일은 자료의 양이 적을 때는 가능하지만 주어진 양이 방대하다면 불가능하다. 따라서 주어진 자료의 내용을 쉽고 빠르게 파악할 수 있도록 자료를 정리하고 요약할 필요가 있다. 자료의 내용을 쉽게 파악하기 위하여 일반적으로 사용되는 방법이 도표와 차트를 이용하는 것이다.

자료를 요약하고 정리하는 방법은 분석의 대상이 되는 자료의 형태에 따라 일반적으로 숫자형자료와 범주형자료의 두 가지로 구분이 된다. 숫자형자료는 관측된 값이 수치로 측정되는 자료를 말한다. 예를 들어 키, 몸무게, 시험성적, 교통사고건수 등이 여기에 속한다. 숫자형자료에서 우리가 관심 있는 것은 관측된 값의 크기이므로 숫자형자료를 양적 자료라고도 한다. 또한 숫자형자료는 관측되는 값의 성질에 따라 다시 두 가지로 구분된다. 키나 몸무게와 같이 관측 가능한 값이 연속적이면 그 자료는 연속형자료라 하고, 교통사고건수와 같이 관측 가능한 값을 셀 수 있으면 이산형자료라 한다. 그러나 연속형자료라 할지라도 기록의 편리함이나 측정 기구의 한계 때문에 반올림, 또는 올림하거나 가장 가까운 눈금의 값을 얻게 되어 실제로는 이산형인 값을 갖게 된다. 범주형자료는 관측 결과가 몇 개의 범주 또는 항목의 형태로 나타나는 자료를 말한다. 예를 들어 성별, 선호도 조사, 혈액형, 고향 등이 여기에 속한다. 범주형자료는 관측된 값의 크기가 아니라 내용이 관심의 대상이므로 질적 자료라고도 한다. 또한 범주형자료는 선호도 조사와 같은 설문 조사에서 각 범주들 사이에 순서가 주어져서 그것이 의미가 있다면, 이러한 자료를 순위형자료라 하고, 성별이나 혈액형에 관한 자료와 같이 범주간에 순서의 의미가 없으면 명목형자료라 한다.

4 표본추출

모집단 전체를 조사하려면 시간적으로나 경제적으로 비효율적 일뿐 아니라 불가능하다. 이럴 경우에 모집단의 일부 자료를 수집하여 모집단에 대한 정보를 유추할 수밖에 없다. 과연 어떠한 방법으로 모집단의 일부 자료인 표본을 모집단의 성질과 유사하게 선별할 수 있을까? 이것이 가장 중요한 문제이다.

1) 표본추출법

통계학에서 모집단과 가장 유사한 표본을 추출하는 방법은 두 가지가 있다. 개인의 주관적 편견에 치우치지 않고 표본으로 선택될 확률적 기회가 균등하다는 확률표본추출방법(probability sample)과 비확률표본추출방법(non-probability sample)이다. 이들 두 가지 방법의 가장 큰 차이점은 나중에 다률 표본오차의 계산 유무에 달려있다. 비확률표본추출방법은 용어 그대로 조사자가 확률적으로 균등한 선택기회를 가질 필요가 없거나 가질 수 없을 때 사용된다.

(1) 확률표본추출방법

① 단순 무작위 표본추출(simple random sampling : SRS)

모집단을 구성하는 각 요소가 표본으로 선택될 확률을 동등하게 부여하여 표본추출 단위가 무작위로 선택되어 지는 경우이다. 표본을 선정하는 방법으로 모집단의 크기가 P이고 표본의 크기가 s이면 각 구성요소가 표본에 뽑힐 확률은 $\frac{s}{P}$이다.

단순 무작위 표본추출방법에 대하여 알아보자. 먼저, 모집단과 표본추출프레임을 작성한다. 표본프레임이란, 모집단 내에 포함된 조사 대상들의 명단이 수록된 목록을 의미한다. 예를 들어 행정구역편람에 수록된 우리나라의 동/면의 목록이나 한국대학연감에 수록된 각 대학들의 명칭은 표본프레임의 한 예이다. 두 번째로, 각 구성요소에 고유번호를 부여한다. 세 번째로, 표본의 크기를 결정한다. 이 방법은 다음 절에서 자세히 설명할 것이다. 마지막으로 추첨, 난수표, 컴퓨터 등을 사용하여 무작위로 규정된 표본의 수만큼 표출단위를 선정한다.

단순 무작위 표본추출방법의 장점과 단점을 알아보자. 먼저 장점부터 알아보면 모집단에 대한 사전지식이 필요하지 않고 추출된 표본의 대표성이 높다. 대표성이 높은 이유는 추출기회가 동등하고 독립적이기 때문이다. 이번에는 단점에 대하여 알아보자. 연구자가 모집단에 대한 사전지식을 알고 있어도 이 지식을 활용할 수 없고 동일한 크기의 표본인 경우 다음에 나오는 층화표출에 비해 표본추출오차가 크다. 또 비교적 표본의 크기가 커야 하므로 표본프레임의 작성이 어렵다.

② 계통적 표본추출(systematic sampling)

모집단을 구성하는 구성요소들이 자연적 순서 또는 일정한 규칙에 따라 배열된 목록에서 일정한 추출 간격을 두고 요소를 추출하여 표본을 형성하는 표출방법이다. 모집단 구성단위의 배열은 비계통적인 무작위배열로 이루어져야 한다. 연구자의 편견을 피하기 위하여 첫 번째 요소는 반드시 무작위로 선정한다.

계통적 표본추출은 모집단의 규모를 파악한 다음 그에 따라 표본의 크기를 결정하고, 모집단을 형성하는 각 구성단위의 본래의 배열 또는 순서를 파악하여 이용한다.

이 방법은 표본추출이 쉽고 모집단이 클 경우에는 효과적이며, 모집단 전체에 걸쳐 공평하게 표본을 추출할 수 있으므로 자료의 대표성이 높다고 할 수 있다. 그러나 표본으로 선정된 일정한 추출간격 사이의 조사단위는 무시되고, 모집단의 배열이 일정한 주기성(periodicity)과 특정경향성을 보일 경우, 편견이 개입되어 대표성이 저해될 수 있다.

③ 층화표본추출(stratified sampling)

층화표본추출은 모집단을 일정한 기준에 따라 2개 이상의 동질적인 층(strata)으로 구분하고 각 층별로 단순무작위추출방법을 적용하는 방법이다. 이 방법은 모집단에 대한 기존 지식을 이용하여 모집단을 몇 개의 소집단으로 구분하되, 각 집단내의 구성요소들이 전체 모집단의 구성요소보다 더 동질적으로 구성한 후에 단순무작위추출방법을 적용하므로 표본의 표준오차를 줄일 수 있고, 표본의 대표성은 높아질 수 있다.

층화표출 시의 유의점으로는, 각 표출단위는 반드시 하나의 층에 속하도록 해야 하고, 층화의 기준은 조사목적과 관련이 있어야 하며, 층화의 기준 또는 변수에 대한 자료가 정확해야 하고, 각층 내에서 표출시 반드시 무작위표출을 해야 한다.

이 방법은 중요 집단은 빼놓지 않고 표본에 포함시킬 수 있고 동질적 대상은 표본의 수를 줄이더라도 대표성을 높일 수 있다는 점이다. 또 모집단의 각 층화집단의 특수성을 알 수 있으며 비교가 가능하다는 점이다. 반면에 층화 시 모집단에 대한 지식이 필요하고 층화 시 근거가 되는 명부가 필요하며, 없을 경우 많은 시간과 노력이 소요되며 모집단을 층화하여 가중하였을 경우 원형으로 복귀하기가 어렵다.

④ 집락(군집)표본추출(cluster sampling)

모집단을 이질적인 구성요소를 포함하는 여러 개의 집락으로 구분한 다음 구분된 집락을 표출단위로 하여 무작위로 몇 개의 집락을 표본으로 추출하고 이를 전수조사 혹은 무작위 추출하는 방법이다. 예를 들어, 도시와 농촌지역으로 집락을 구분하고, 행정구역상 면 · 리 단위 등으로 집락을 구분하여 표본을 추출할 수 있다.

집락표본추출의 장점은 모집단의 목록이 없을 때 이용하고 대단위 모집단에서 이용가능하며 비용도 절감할 수 있고 모집단이 이질성이 높은 집락으로 분류되면 각 집락은 모두 차기 조사의 표본으로 이용될 수 있고 각 집락의 속성으로 모집단의 속성을 쉽게 추측할 수 있다. 반면에 단점은 각 군집의 이질성을 확보하기 위한 분류의 기준설정이 어려워 다른 확률표본추출방법보다 표본오차가 더 커질 가능성이 있다.

(2) 비 확률표본추출

① 편의 · 임의표본추출(convenience or accidental sampling)

편의 · 임의표본추출법은 연구자가 모든 종류의 모집단의 일정 사례, 단위를 표집하여 일정한 표출의 크기가 결정되면 그 표출을 중지하는 방법입니다. 다시 말하면, 연구자 입장에서 손쉬운 대상을 표본으로 선택하는 방법으로, TV의 뉴스나 시사프로그램에서 거리를 지나가는 사람들에게 인터뷰를 하는 형태를 말한다.

이 방법은 경제성, 표출의 용이성 그리고 신속한 조사결과를 필요로 하는 경우에 사용할 수 있다. 그러나 접근이 용이한 조사대상만을 선정하므로 일반화가 어려워 표본이 편중되기 쉽고, 오차의 개입을 방지하거나 평가하는 방법이 없다.

② 판단표본추출(judgement or purposive sampling)

판단표본추출법은 조사하고자 하는 모집단을 전형적으로 대표하는 것으로 판단되는 사례를 표본으로 선정하는 방법이다. 조사자가 연구목적 달성에 도움이 될 수 있는 구성요소를 의도적으로 표출하는 것으로 모집단 및 구성요소에 대한 사전지식을 가지고 있을 때 유용하다. 일반적인 결론을 도출할 목적으로는 잘 사용하지 않고 본 조사에 앞선 예비조사 등에 사용되는데, 흔히, 국회의원을 뽑는 총선에서 과거의 선거결과를 잘 나타낸 적당한 선거구를 표출하는 것 등이 이에 속한다.

비용이 적게 들고, 모집단에 대한 지식이 있는 경우 표출이 편리하고 정확도가 높을 수 있고, 예비조사로서 특정지역을 추출하여 모수와 유사한 수치를 얻을 필요가 있을 때 사용할 수 있다. 그래서 연구 설계와 관련이 있는 요소들을 표본에 포함시킬 수 있다는 장점이 있지만 모집단에 대해 충분한 지식이 있어야 하므로 표출에 있어 오차계산이 불가능하고 일반적인 결론을 도출할 경우 무리가 따른다.

③ 할당표본추출(quota sampling)

할당표본추출은 판단표본추출의 변형으로써 추출된 표본이 모집단의 특성을 잘 대표할 수 있도록 사전에 모집단의 특성을 나타내는 하위집단별로 표본수를 배정한 다음 표본을 추출하는 방법이다. 최종적인 표출단위의 선정은 표본설계자 대신 현지 조사원이 자기의 의지에 따라 하는데, 모집단을 일정한 기준에 따라 분류한다는 점에서는 층화표출과 비슷하나, 할당표출은 작위적 표출, 층화표출은 무작위적 표출이라는 점에서 다르다.

이 방법은 표본추출비용이 적고 결과가 빠르며, 모집단을 구성하고 있는 계층을 고루 포함하여 대표성을 높일 수는 있지만 모집단 분류에 있어 분류자의 편견이 개입될 여지가 있다.

④ 누적표본추출(snowball sampling)

누적표본추출은 조사의 첫 단계에서 연구자가 임의로 선정한 제한된 표본에 해당하는 사람들로부터 추천을 받아 다른 표본을 선정하는 과정을 되풀이하여 표본을 누적해 가는 방법이다. 연구자가 특수한 모집단의 구성원을 전부 파악하고 있지 못할 경우에 유용하며 전문가들의 의견조사에 사용될 수 있지만 계량화와 일반화가 어려워 질적 조사연구에 적합하다.

2) 표본의 크기

표본을 추출할 때, 주의해야 할 중요한 것이 표본의 크기를 얼마로 해야 하는가이다. 통계에서는 보통 최소 표본의 크기를 30으로 정하는 것이 일반적이다. 표본크기의 최소 단위를 30으로 정하는 이유는 중심극한정리 때문이다. 하지만 통계학에서의 최소 표본크기는 실제로 설문지를 가자고 응답을 받기 위해 응답자를 선택하는데 있어 현실적으로 어려운 점이 많기 때문에 실제로 고려하여야 할 표본의 크기는 30보다는 커야 한다. 실제로 가장 널리 사용되고 있는 최소 표본크기는 조사목적과 방법 그리고 평가항목의 척도 수 등에 따라 달라질 수 있다. 보통 성별, 연령별 등 응답자의 특성별로 나누어서 분석하고자 하는 경우 최종 분석단위에서의 표본크기는 80이상이 되어야 한다.

표본크기는 조사유형, 실사여건, 조사결과 활용 등에 따라 많이 달라질 수 있으므로 사전에 모든 요소를 고려하여 표본크기를 결정하여야 한다. 일반적으로 가장 널리 사용되는 조사목적별, 조사유형별로 사용되는 표본의 크기를 알아보자.

CD제약에서 20대를 위한 비타민의 생산을 앞두고 소비자의 반응을 알아보기 위하여 설문조사를 하려고 한다. 이 경우 전체 표본크기는 얼마로 하여야 할까? 20대 잠재고객층에는 성별이 남자와 여자로 2가지, 직업별이 학생과 직장인 그리고 기타로 3가지 분석이 필요하다면 성별 2가지 직업별 3가지에 대하여 각각 최소 30명 이상은 되어야 한다. 따라서 이 경우 전체 표본크기는 적어도 180명은 되어야 한다.

조사유형별 표본의 크기는 산업, 상품, 서비스 특성 및 조사목적에 따라 달라질 수 있다. 다음의 〈표2-1〉은 가장 보편적으로 사용되는 조사유형별 표본 크기의 범위이다.

〈표 2-1〉 조사유형별 표본크기

유형	표본크기의 범위
이용 실태조사	300 ~ 1,500
브랜드 조사	500 ~ 1,000
만족도 조사	200 ~ 800
광고효과 조사	300 ~ 500
신상품 수용도 조사	200 ~ 1,000

표본의 크기는 조사유형, 실사여건, 조사결과 활용 등에 따라 달라질 수 있으므로 사전에 가능한 모든 요소를 고려하여 표본크기를 결정하여야 한다.

3) 오차의 종류

통계학에서 전수조사 대신에 표본을 뽑아 조사함으로써 필연적으로 오차는 발생하게 된다. 이와 같은 오차를 표본오차라고 한다. 표본조사와 관련된 오차는 모집단 전체를 조사하는 전수조사 대신에 일부 표본만을 뽑아서 조사함으로써 필연적으로 발생하는 표본오차와 조사대상을 선정하는 과정에서 조사자의 실수에 의하여 발생하거나 조사결과의 처리과정에서 발생하는 비 표본오차가 있다.

표본오차를 예를 들어 설명하면 A제약회사의 영양제와 B제약회사의 영양제의 선호도 조사에서 A제약회사의 영양제 선호도가 32%, B제약회사 영양제의 선호도가 17%를 95% 신뢰수준에서 표본오차가 ±3.0% 포인트로 결과가 나왔다고 가정한다면 이것의 의미는 동일한 조건에서 이와 같은 형태의 여론조사를 100번 시행하였을 때, 95번은 A제약회사의 영양제 선호도가 35%에서 앞뒤로 3% 차이의 값을 얻어 29% ~ 35% 사이의 비율일 것이고 B제약회사의 영양제 선호도가 17%에서 앞뒤로 3% 차이의 값을 얻어 14% ~ 20% 사이의 비율일 것이라는 의미이다.

표본오차의 산출은 모든 표본이 뽑힐 확률이 같다는 가정에서 출발하므로 무작위추출법으로 표본을 뽑은 경우에만 산출이 가능하다. 또 표본오차에 영향을 미치는 요인은 표본의 정확성과 크기이므로 표본의 선정이 확률적으로 대표성을 띠거나 표본의 크기를 크게 하면 오차를 줄일 수도 있다. 하지만 표본의 크기를 무작정 크게 한다고 해서 표본오차가 무한히 줄어드는 것은 아니다. 비 표본오차는 표본오차와는 달리 오차수준을 측정할 수 없다. 그래서 오차를 줄일 수 있는 최선의 방법은 조사 대상자의 선정과 조사를 위한 선행교육과 훈련 밖에는 다른 방법이 없다.

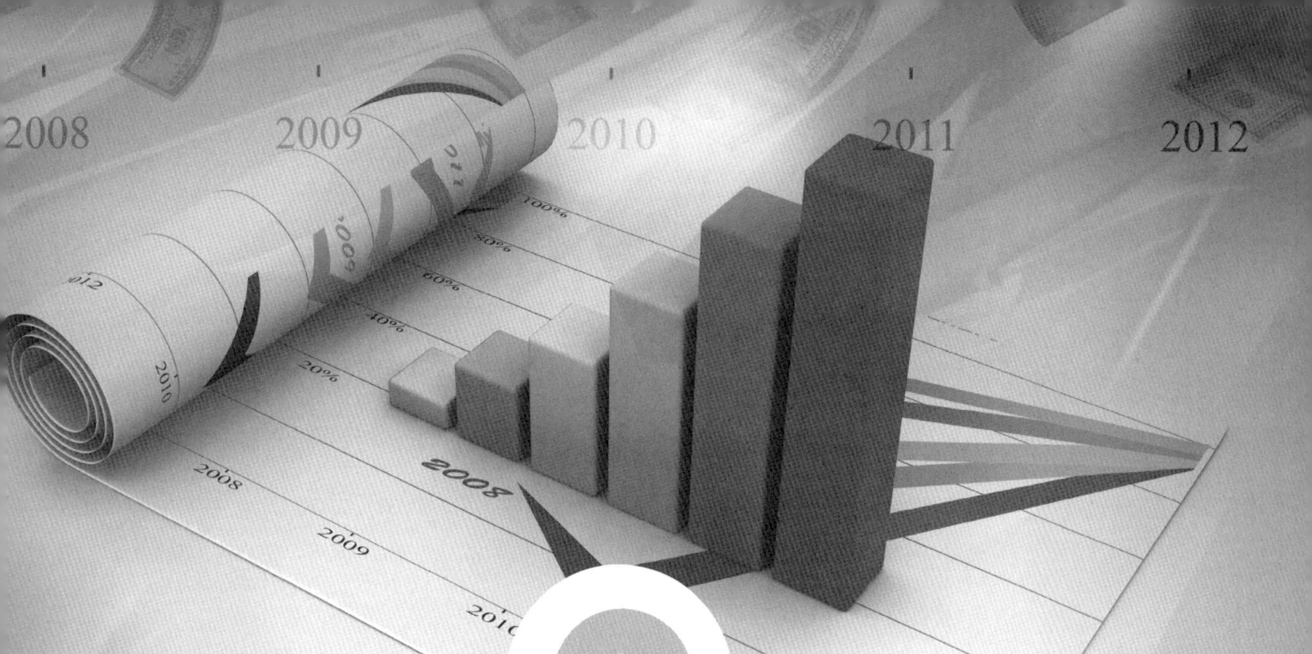

제3장

기술통계

1 도수분포표

통계 조사를 위해 수집된 자료는 조사 대상 하나 하나의 값을 알 수 있으나 전체적인 특징을 알기는 어려움이 있기에 자료를 목적에 따라 분류하고 정리하면 자료의 전체적인 특징과 분포 상태를 쉽게 알 수 있다.

키, 몸무게, 성적 등과 같이 자료를 수량으로 나타내는 것을 변량이라 하며 변량을 일정한 구간으로 나눈 구간을 계급이라고 한다. 각 계급에 속하는 자료의 개수를 도수라 하며 계급을 대표하는 값으로 그 계급의 가운데 위치한 값을 계급값으로 사용한다.

주어진 자료를 몇 개의 계급으로 나누고, 각 계급에 속하는 도수를 조사하여 나타낸 표를 도수분포표라 한다. 도수분포표를 만들려면 먼저 계급 구간의 수와 폭을 정하여야 한다. 계급 구간의 수는 보통 5개 ~ 15개 정도로 하는 것이 적당하지만 그 기준이 되는 다음과 같은 스타제스의 공식을 이용하면 편리하다. 물론 계급 구간의 수와 계급구간의 폭은 정수이어야 하므로 소수점 첫 째 자리에서 올림을 하여 정수를 만든다.

계급 구간의 수 $n = 1 + \dfrac{\log_{10} m}{\log_{10}{}^{2}}$ (여기에서 m 은 자료의 총 개수이다)

계급 구간의 폭은 자료의 최댓값에서 최솟값을 뺀 후 계급 구간의 수로 나눈 것으로 이것 역시도 정수값이어야 한다.

이번에는 계급구간의 경곗값을 구하여 보자. 첫 번째 계급구간에 전체자료의 최솟값이 포함되어야 하므로 주어진 자료의 기본 단위의 절반을 자료의 최솟값에서 빼어준 값을 첫 번째 계급구간의 하한값으로 정하면 자료의 최솟값이 자연스럽게 주어진 계급구간에 포함되어진다.

예제 3.1

다음 표는 의약관리학과 학생 50명의 통계학 수시고사 성적을 조사한 것이다.

〈표 3-1〉 통계학 수시고사 성적

점 수(점)	계급값	도수(명)
39.5 ~ 49.5	*44.5*	3
49.5 ~ 59.5	*54.5*	*5*
A	*64.5*	13
69.5 ~ 79.5	*74.5*	18
79.5 ~ 89.5	*84.5*	7
89.5 ~ 99.5	*94.5*	4
합 계		50

다음 물음에 답하시오.

① 이와 같은 표를 무엇이라고 하는가? *도수분포표*

② 계급의 개수를 구하시오. *6개*

③ 계급의 크기를 구하시오. *10점*

④ A에 알맞은 계급을 구하시오. *59.5 ~ 69.5*

⑤ 계급값의 빈 칸에 알맞은 수를 써 넣으시오.

⑥ 87점인 학생이 속하는 계급을 구하시오. *79.5 ~ 89.5*

⑦ 50점 이상 60점 미만인 계급의 도수를 구하시오. *5명*

⑧ 70점 미만인 학생은 전체의 몇 %인지 구하시오. *42%*

⑨ 점수가 높은 쪽에서 10등인 학생이 속해 있는 계급을 구하시오.

79.5 ~ 89.5

⑩ 위의 표에서 변량에 해당하는 것은 무엇인지 구하시오. *점수*

예제 3.2

다음 자료는 CD대학병원 입원환자 40명의 하루 평균 휴대폰 통화 시간을 조사한 것이다. Excel을 사용하여 도수분포표를 완성하시오.

〈표 3-2〉 통화시간 원자료

(단위, 분)

5	15	26	23	7	35	44	55	15	10
13	20	46	12	30	24	35	18	28	37
38	8	27	26	13	25	10	6	42	24
28	20	38	8	27	18	28	35	53	26

Excel에서 도수분포표를 만드는 방법은 두 가지가 있다. 하나는 워크시트함수 'FREQUENCY'를 이용하는 방법이고 다른 한 가지는 데이터분석 도구를 사용하는 방법이다.

먼저 'FREQUENCY' 함수를 사용하는 방법부터 알아보자. 함수마법사에서 'FREQUENCY' 명령을 선택하면 선택된 함수에 대한 간단한 설명이 표시된다. 확인 을 누르면 〈그림 3-1〉과 같은 대화상자가 나타난다.

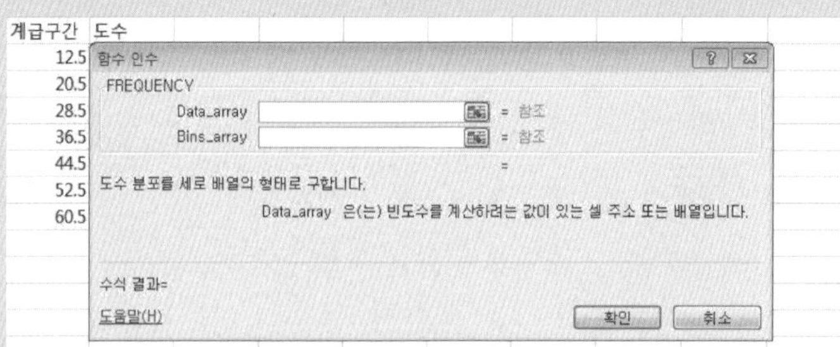

〈그림 3-1〉 'FREQUENCY' 함수의 대화상자

〈그림 3-1〉의 대화상자에서 Bins_array [　　　] 에는 자료의 위치를, Data_array [　　　] 에는 계급구간의 위치를 입력하고 [확인] 을 누르면 다음과 같은 화면을 얻을 수 있다. 이 화면에서 첫 번째 계급구간의 도수 셀부터 마지막 계급구간의 도수 셀까지를 선택한다.

H9　{=FREQUENCY(A1:J4,G9:G15)}

	A	B	C	D	E	F	G	H	I	J	K
1	5	15	26	23	7	35	44	55	15	10	
2	13	20	46	12	30	24	35	18	28	37	
3	38	8	27	26	13	25	10	6	42	24	
4	28	20	38	8	27	18	28	35	53	26	
5											
6											
7			Max	55							
8			Min	5			계급구간	도수			
9			구간수	6.321928			12.5	8			
10			구간의폭	7.142857			20.5				
11							28.5				
12							36.5				
13							44.5				
14							52.5				
15							60.5				
16											

〈그림 3-2〉 함수의 입력이 끝난 상태

수식입력란에 입력한 수식의 마지막 부분에 마우스 포인터를 위치시킨 뒤 [Shift]+[Ctrl]+[Enter↵] 를 동시에 누르면 다음의 결과를 얻을 수 있다.

	A	B	C	D	E	F	G	H	I	J
1	5	15	26	23	7	35	44	55	15	10
2	13	20	46	12	30	24	35	18	28	37
3	38	8	27	26	13	25	10	6	42	24
4	28	20	38	8	27	18	28	35	53	26
5										
6										
7			Max	55						
8			Min	5			계급구간	도수		
9			구간수	6.321928			12.5	8		
10			구간의폭	7.142857			20.5	8		
11							28.5	12		
12							36.5	4		
13							44.5	5		
14							52.5	1		
15							60.5	2		

〈그림 3-3〉 'FREQUENCY' 함수의 계산결과

도수분포표를 구하는 또 다른 방법은 데이터 분석 도구를 사용하는 방법이다. 메뉴 표시줄에서 데이터 - 데이터 분석 메뉴를 선택하여 '통계 데이터 분석' 대화상자에서 히스토그램 을 선택한다. 대화상자에서 다음과 같이 입력하고 확인버튼을 누른다.

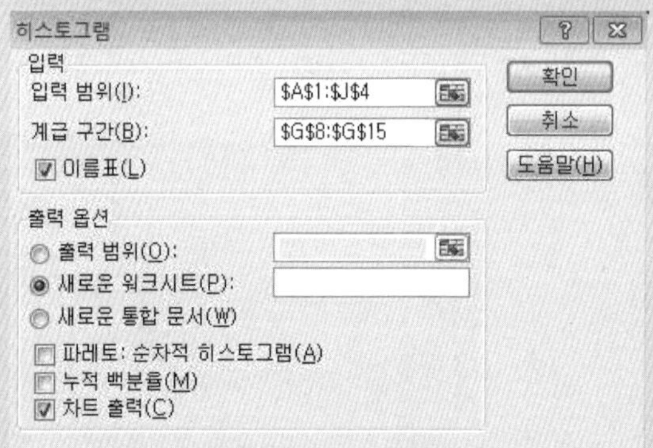

〈그림 3-4〉 도수분포표를 출력하기 위한 입력

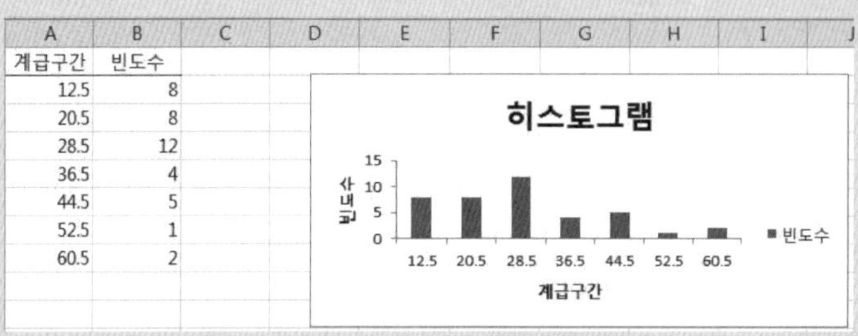

〈그림 3-5〉 도수분포표와 히스토그램 출력화면

문제 3.1

다음 표는 의약관리학과 3학년 학생들의 키를 조사하여 나타낸 것이다. 다음 물음에 답하시오.

〈표 3-3〉 키의 도수분포표

키(㎝)	학생수(명)
159.5 ~ 164.5	4
164.5 ~ 169.5	7
169.5 ~ 174.5	A
174.5 ~ 179.5	10
179.5 ~ 184.5	8
184.5 ~ 189.5	2
합 계	40

① A의 값을 구하시오.

② 계급의 크기를 구하시오.

③ 이 과에 173㎝인 학생이 편입을 온다면 어느 계급에 속하겠는가?

④ 키가 165㎝ 이상 179㎝ 미만인 학생은 모두 몇 명인지 구하시오.

⑤ 키가 170㎝ 이상 184㎝ 미만인 학생은 전체의 몇 %인지 구하시오.

2 상대도수와 누적도수

각 계급의 도수가 전체 도수에서 차지하는 비율을 알기 위하여 각 계급의 도수를 전체 도수로 나눈 값을 상대도수라 하며 상대도수의 총합은 항상 1이다.

전체 도수가 다른 집단들의 자료를 비교할 때는 도수를 그대로 비교하지 않고 상대도수를 구하여 각 계급별로 비교하면 분포 상태를 쉽게 알 수 있고, 각 계급의 상대도수를 나타낸 표를 상대도수분포표라 한다.

도수분포표에서 처음 계급부터 어떤 계급까지 각 계급의 도수를 차례로 더하여 얻은 값을 누적도수라고 하고, 첫 번째 계급의 누적도수는 그 계급의 도수와 같으며 마지막 계급의 누적도수는 도수의 총합과 같다.

자료 전체에서 어떤 대상의 순위를 쉽게 알 수 있으며 각 계급의 누적도수를 나타낸 표를 누적도수분포표라 한다.

예제 3.3

(1) 다음 표는 CD대학병원에 9층에 입원한 환자들의 몸무게에 대한 상대도수분포표이다. 다음 물음에 답하시오.

〈표 3-4〉 몸무게에 대한 상대도수분포표

몸무게(kg)	도수(명)	상대도수
54.5 ~ 59.5	4	0.08
59.5 ~ 64.5	10	0.20
64.5 ~ 69.5	14	A
69.5 ~ 74.5	B	0.22
74.5 ~ 79.5	8	C
79.5 ~ 84.5	3	0.06
합 계		D

① 이 과 학생은 모두 몇 명인지 구하시오. *50명*

② A, B, C, D의 값을 구하시오. *A=0.28 B=11 C=0.16 D=1*

③ 75*kg* 이상인 학생은 전체의 몇 %인지 구하시오. *22%*

(2) 〈표 3-5〉는 의약관리학과 학생 50명의 통계학 중간고사 성적을 조사하여 나타낸 것 이다. 다음 물음에 답하시오.

① A, B, C, D, E의 값을 구하시오. *A=14 B=0.34 C=2 D=23 E=50*

② 점수가 80점 이상인 학생은 전체의 몇 %인지 구하시오. *20%*

〈표 3-5〉 성적에 대한 누적도수분포표

점 수(점)	도수(명)	상대도수	누적도수(명)
40이상 ~ 50미만		0.04	C
50 ~ 60		0.14	9
60 ~ 70	A		D
70 ~ 80	17	B	40
80 ~ 90	6	0.12	46
90 ~ 100			E

문제 3.2

(1) 다음 표는 50명의 기숙사생들을 대상으로 일요일 하루 동안의 TV 시청 시간을 조사하여 나타낸 상대도수분포표이다. 표를 완성하고, TV 시청 시간이 3시간 이상인 학생은 몇 %인지 구하시오.

〈표 3-6〉 TV 시청 시간에 관한 상대도수분포표

시청 시간(시간)	도수(명)	상대도수
0 ~ 0.5		0.14
0.5 ~ 1.5		0.40
1.5 ~ 2.5		0.20
2.5 ~ 3.5		0.16
3.5 ~ 4.5		0.10
합 계		1

(2) 아래 자료는 물리치료학과 1학년 학생 40명의 하루 평균 운동 시간을 조사한 것 이다. 누적도수분포표를 완성하시오.

〈표 3-7〉 평균 운동시간에 관한 원자료

4	16	13	3	25	48	55	20	35	39
27	17	29	34	32	8	30	49	54	14
32	47	14	36	39	10	41	40	31	5
50	29	16	58	49	59	34	39	18	33

〈표 3-8〉 평균 운동시간에 관한 누적도수분포표

운동시간(분)	도수(명)	상대도수	누적도수(명)
0 ~ 9.5			
9.5 ~ 19.5			
19.5 ~ 29.5			
29.5 ~ 39.5			
39.5 ~ 49.5			
49.5 ~ 59.5			
합 계			

3 도표

도표는 도수분포표의 정보를 그래프로 나타낸 것이다. 정리한 자료를 분포표와 도표로 함께 나타내면 자료의 이해가 훨씬 쉽고 빠르다.

1) 막대도표

막대도표는 일반적인 직교좌표계에 막대 모양으로 도수를 표시해서 가로축에는 점수나 항목을 세로축에는 도수를 표기한 도표이다. 이 도표는 질적 자료나 비연속적인 자료를 나타내기에 편리하며, 각 변수가 분리되어 있음을 나타내기 위해서 막대와 막대 사이에 공간을 둔다. 즉, 도수의 많고 적음만을 표시하고 있다.

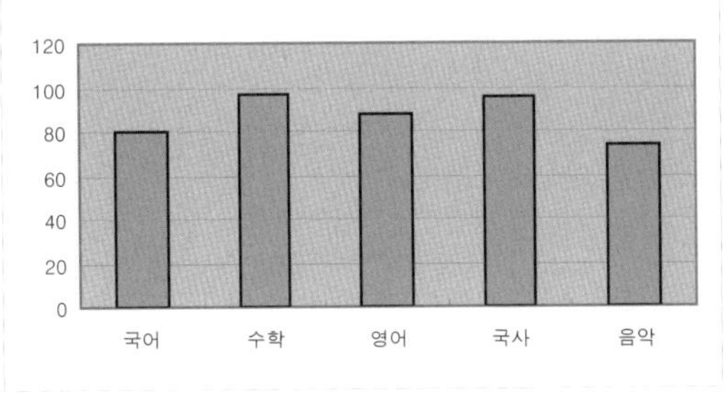

〈그림 3-6〉 막대도표

2) 히스토그램

히스토그램은 막대도표를 그리는 것과 유사하나 연속성을 갖는 자료들과 양적 변수를 나타내기 위하여 사용하므로 막대와 막대 사이에 공간이 없이 붙어 있다. 즉, 도수분포표에서보다 분포 상태를 쉽게 알 수 있다. 각 직사각형에서 가로의 길이는 계급의 크기 로 일정하므로 직사각형의 넓이는 세로의 길이인 각 계급의 도수에 정비례한다.

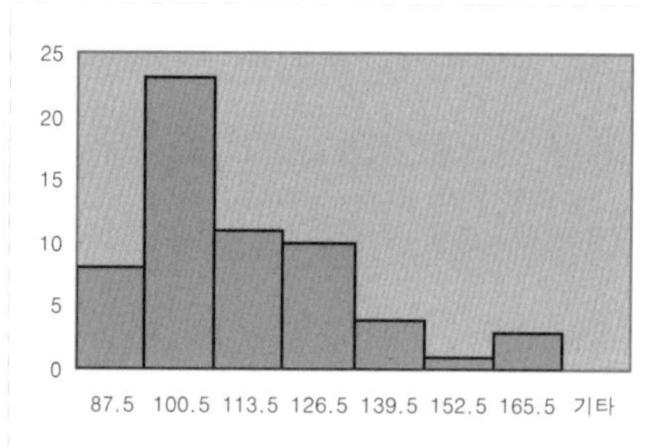

〈그림 3-7〉 히스토그램

3) 도수분포다각형

도수분포다각형은 히스토그램에서 각 직사각형의 윗변의 중점을 차례로 선분으로 연결하고, 양 끝은 도수가 0인 계급을 하나씩 추가하여 그 중점과 연결해서 만든 다각형 모양의 그래프이다. 자료의 수가 아주 많을 때, 계급의 폭을 좁게 하여 구간의 수를 늘려 나가면 도수분포다각형은 거의 곡선에 가까워진다. 이와 같은 곡선을 도수분포곡선이라고 하며, 히스토그램이나 도수분포다각형보다 자료의 분포 상태를 더 자세히 알 수 있다. 도수분포곡선의 모양은 중앙이 높고 좌우가 낮은 대칭형인 것이 많으나, 자료의 내용에 따라 여러 가지 모양으로 나타난다. 특히, 대칭형 일수록 분포가 고르며, 계급의 폭이 좁을수록 더 고르다.

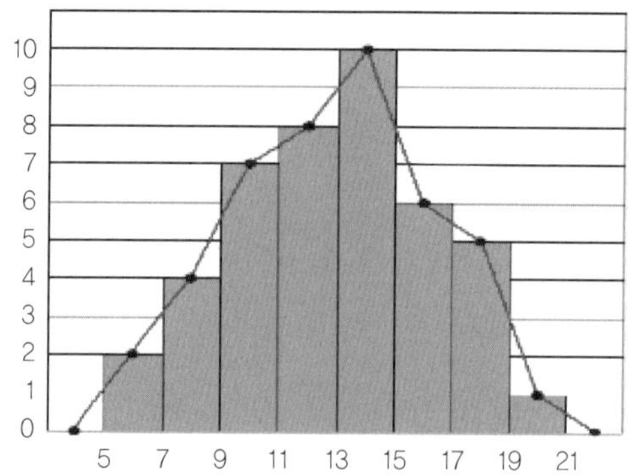

〈그림 3-8〉 도수분포다각형

4) 파이차트

파이차트는 원 속에 각 범주의 도수에 해당하는 상대적인 크기를 원의 면적으로 분할하여 표시한 것이다. 파이차트를 이용하면 전체에서 각 범주 또는 몇 개의 범주가 전체에서 차지하는 비율을 파악하기 쉽다.

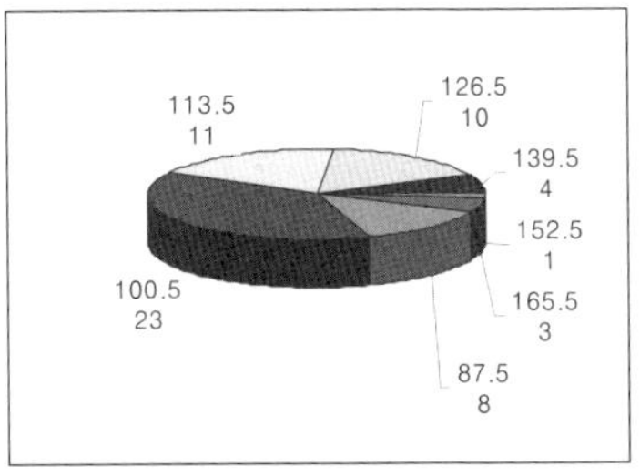

〈그림 3-9〉 파이차트

5) Excel의 차트

많은 양의 자료를 도표로 정리하는 것이 때로는 필요하다. 이러한 경우에 Excel의 차트기능은 대단히 유능한 기능이라고 할 수 있다. 주어진 자료를 단순한 숫자로 표현하는 것이 아니라 2차원 또는 3차원의 그래프 형식으로 표현하기 때문에 자료 전체의 개괄적인 형태가 쉽게 파악된다. 또한 자료들 간의 비교나 변화 정도 등을 직관적으로 빠르고 편리하게 알 수 있다.

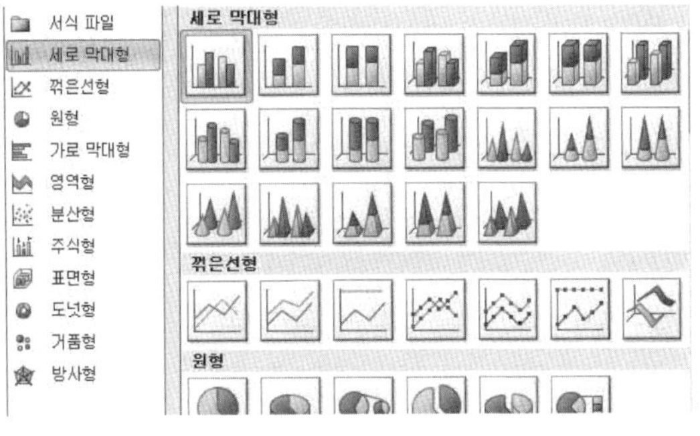

〈그림 3-10〉 Excel의 차트의 종류

예제 3.4

다음 표는 의약관리학과 1학년 학생들의 키를 조사하여 나타낸 도수분포표이다. 히스토그램과 파이차트를 만드시오.

〈표 3-9〉 키에 관한 도수분포표

키(㎝)	학생수(명)
159.5 ~ 164.5	3
164.5 ~ 169.5	6
169.5 ~ 174.5	10
174.5 ~ 179.5	12
179.5 ~ 184.5	5
184.5 ~ 189.5	4
합 계	40

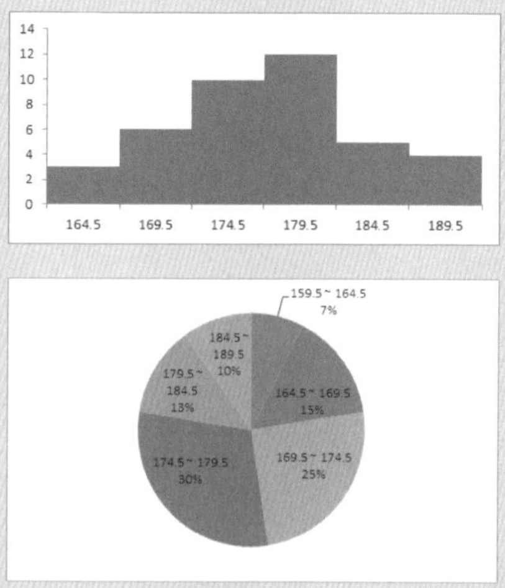

〈그림 3-11〉 히스토그램과 파이차트

문제 3.3

아래 자료는 의약관리학과 2학년 학생 50명의 1년 동안 읽은 책 수를 조사하여 나타낸 것이다. 도수분포표, 히스토그램, 파이차트를 만드시오.

〈표 3-10〉 읽은 책 수에 관한 원자료

6	2	9	3	7	5	2	10	4	0
13	9	3	1	14	5	8	4	8	3
4	10	6	12	0	3	1	7	11	1
2	11	4	7	5	12	6	3	5	4
10	7	2	11	3	12	1	13	4	6

〈표 3-11〉 읽은 책 수에 관한 도수분포표

1년간 읽은 책(권)	도수(명)
0 ~ 2.5	
2.5 ~ 5.5	
5.5 ~ 8.5	
8.5 ~ 11.5	
11.5 ~ 14.5	
합 계	

4 중심경향값

1) 중심경향값

중심경향값은 주어진 자료가 어떤 특정한 값 주변으로 모여 있는 경향을 의미하는데, 도표를 이용하면 주어진 자료가 어떠한 값을 중심으로 모여 있는가를 알 수 있다.

자료 전체의 특징을 수치로 나타낸 값으로 최빈값, 중앙값, 평균 등이 주로 사용된다. 최빈값이란 출현 빈도가 가장 많은 자료를 말하는데 정확한 값 보다는 대략적인 값을 빠르고 쉽게 알고 싶을 때 사용한다. 중앙값이라고 하는 것은 주어진 자료를 오름차순으로 재배열 했을 때, 자료의 중앙에 위치하는 값을 말하는데, 자료의 분포가 어느 한쪽으로 심하게 치우쳐 있을 때 편리하게 사용할 수 있다. 모든 자료의 합을 자료의 개수로 나눈 값을 평균이라고 하는데 계산이 편리하고 의미를 이해하기 쉬울 뿐만 아니라 이론적으로도 뛰어난 성질을 갖기 때문에 중심경향값으로 가장 많이 사용한다. 평균이라 하면 보통 산술평균을 의미 하는데, 이외에도 기하평균, 조화평균이 있다. 산술평균에는 단순산술평균과 가중산술평균이 있다. 단순산술평균이란 우리가 보통 사용하는 평균으로 자료의 합을 자료의 개수로 나눈 값을 말한다. 이에 반해 가중산술평균은 자료의 경중에 차이가 있어 자료에 일정한 가중값을 곱하여 구한다.

예제 3.5

(1) 다음 표는 어느 학생의 5회에 걸친 시험에서 얻은 수학 성적과 영어 성적을 나타낸 것이다. 각 과목의 평균을 Excel을 사용하여 구하시오.

통계학 : 83.8점　영어 : 87.4점

〈표 3-12〉 5회에 걸친 시험에서 얻은 수학과 영어 성적

수 학	88	85	76	91	79
영 어	78	92	83	96	88

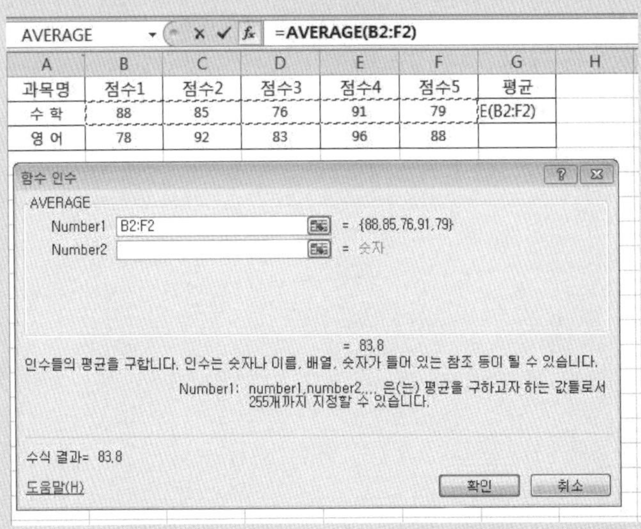

〈그림 3-12〉 평균을 구하기 위한 함수의 대화상자

(2) 수시고사를 5번 본 결과 평균이 50점이고, 한 번 더 시험을 봤더니 평균이 5점이 올랐다면, 마지막 시험에서 얻은 점수는 얼마인지 구하시오.

마지막 시험 : 80점

(3) 5회에 걸쳐서 평가한 A학생의 수학 성적은 84, 90, 86, 78, 82 이고 B학생은 4회까지 94, 80, 88, 78 이었고 5회는 결석하여 평균 성적의 80%를 받았다. A, B학생의 5회에 걸친 수학 성적의 평균을 구하시오.

A : 84점　B : 81.6점

문제 3.4

(1) 다음 표는 의약관리학과 종합고사 성적의 평균을 나타낸 것이다. 전체 평균을 구하시오.

〈표 3-13〉 의약관리학과 종합고사 성적의 평균

학 년	1	2	3	4	합계
학생수	51	51	48	50	200
평 균	66	64	65	63	

(2) 의약관리학과 1학년 학생 12명의 키의 평균을 구하는데 173㎝인 제욱의 키를 잘못 측정하여 평균이 2㎝ 높게 구해졌다. 제욱의 키를 얼마로 측정한 것인가?

(3) 회식 자리에서 알콜도수 5%인 맥주 1000cc와 알콜도수 20%인 소주를 500cc를 마셨다고 한다면 평균 알콜도수는 몇 %가 되는지 단순산술평균과 가중산술평균을 구하시오.

2) 도수분포표에서의 평균

도수분포표에서의 평균은 계급값에 도수를 곱한 후 그것들의 총합을 총 도수로 나눈 값이다. 개별적인 자료를 가지고 평균을 구할 때 보다는 정확성은 조금 떨어지나 자료의 개수가 많을 때 유용하게 사용한다.

예제 3.6

(1) 다음 표는 의약관리학과 학생 50명의 통계학 성적에 대한 도수분포표이다. 평균을 구하시오. *평균 : 74.4점*

〈표 3-14〉 통계학 성적에 관한 도수분포표

계급(점)	50~59	60~69	70~79	80~89	90~100
도수(명)	4	12	20	11	3

(2) 다음 표는 학생 50명의 몸무게에 대한 도수분포표이다. 평균을 구하시오. *평균 : 68.7kg*

〈표 3-15〉 몸무게에 관한 도수분포표

계급(kg)	55~59	60~64	65~69	70~74	75~80
도수(명)	3	9	19	11	8

(3) 다음은 의약관리학과 학생 50명의 통계학 성적에 대한 도수분포표이다. 그런데 일부 계급의 도수가 보이지 않는다. 평균을 구하시오. *평균 : 72.2점*

〈표 3-16〉 통계학 성적에 관한 도수분포표

계급(점)	40~49	50~59	60~69	70~79	80~89	90~100
도수(명)	2	7	( )	15	10	4

문제 3.5

(1) 다음 표는 의약관리학과 학생 50명의 통계학 성적을 도수분포표로 나타낸 것이다. 평균을 구하시오.

〈표 3-17〉 통계학 성적에 관한 도수분포표

계급(점)	50~59	60~69	70~79	80~89	90~100
도수(명)	4	8	20	10	8

(2) 의약관리학과 1학년 학생들의 통계학 성적의 평균이 A조는 67점, B조는 70점이다. A조와 B조의 전체 평균이 69점일 때, A조와 B조의 학생 수의 비를 구하시오.

(3) 다음은 학생 50명을 대상으로 방학 동안의 독서량을 설문 조사하여 나타낸 상대도수분포표이다. 평균을 구하시오.

〈표 3-18〉 독서량에 관한 도수분포표

독서량	5	6	7	8	9	합계
상대도수	0.24	0.48	0.14	0.10	0.04	1

3) 분위수 범위

k 분위수란 자료를 오름차순으로 재배열하여 k 부분으로 나누었을 때 그 중 몇 번째에 위치한 자료인지 알려 주는 것이다. k가 100이면 백분위수라고 하고, k가 4이면 사분위수라고 한다. 그 중에서 사분위수를 주로 사용하는데 분포의 양 끝에 있는 값들을 제외하고 가운데 부분을 이루는 절반(50%)이 얼마나 넓은 구간에 퍼져 있는가를 나타낸다.

5 산포도

산포도는 대푯값을 중심으로 관찰값들이 흩어져 있는 정도를 말한다.

1) 분산

편차는 측정값이 평균으로부터 얼마나 떨어져 있는가 하는 정도를 말한다. 편차는 변량에서 평균을 뺀 값이다. 이러한 편차를 계산해서 모두 더하면 합이 0이 된다. 편차의 합이 0이 되는 것을 방지하기 위하여 각 편차를 제곱해서 더한 후 도수로 나눈 값을 분산이라 한다. 즉, 분산은 편차의 제곱의 평균이라 할 수 있으며 편차에 근거해서 산포도를 나타내는 하나의 중요한 측정값이다. 기호로는 표본의 분산을 s^2이라 나타내고, 모집단의 분산을 σ^2으로 나타낸다.

2) 표준편차

분산은 편차를 제곱해서 더한 것의 평균이므로 단위를 포함해서 처음으로 되돌리기 위해서는 그 분산의 양의 제곱근 값을 구한다. 이것을 표준편차라 말한다. 표준편차는 평균의 주위에 어떻게 흩어져 있는지를 나타내는 수치이다. 즉, 표준편차가 0에 가까울수록 평균 근처에 측정값들이 고르게 분포되어진 것을 알 수 있다.

3) 변동계수

사분위수범위나 표준편차는 자료의 흩어진 정도를 나타내는 수치이다. 하지만 단위가 다른 두 자료의 흩어진 정도를 비교하기에는 무리가 따른다. 두 자료의 평균과 표준편차가 다를 때, 자료의 흩어진 정도를 백분율로 나타내는 변동계수가 사용된다. 변동계수는 표준편차를 평균으로 나눈 후 100을 곱해서 %로 나타낸다.

4) z-score

z-score는 특정한 자료값이 평균으로 표준편차의 몇 배만큼 떨어져 있는가를 측정한다. 즉, 편차에서 표준편차를 나눈 값이다. 이는 추리통계에서 정규분포의 표준화에 유용하게 사용된다.

예제 3.7

(1) 다음 자료의 분산과 표준편차를 Excel을 사용하여 구하시오.

① 7 6 5 4 8

② 152 167 164 151 156 165 150 167

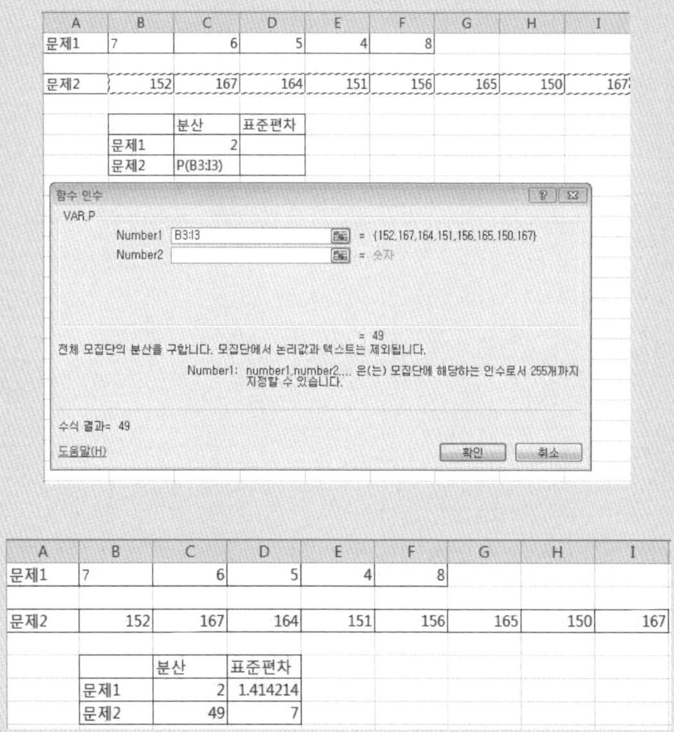

〈그림 3-13〉 분산과 표준편차를 구하기 위한 함수의 대화상자

(2) 세 수 x, y, z의 평균이 2 이고 분산이 2일 때, $xy+yz+zx$ 의 값을 구하시오. *9*

(3) 다음 표는 의약관리학과 50명의 통계학 성적을 나타낸 도수분포표이다. 표준편차를 구하시오. *표준편차 : $5\sqrt{5}$*

〈표 3-19〉 통계학 성적에 관한 도수분포표

계급(점)	50~60	60~70	70~80	80~90	90~100
도수(명)	6	19	13	8	4

(4) 다음 빈도분포표에서 평균이 6일 때, 표준편차를 구하시오.

표준편차 : $\sqrt{1.9}$

〈표 3-20〉 빈도분포표

변 량	4	5	6	7	8
도 수	3	6	3		4

문제 3.6

(1) 다음 표는 어떤 자료의 편차와 도수를 나타낸 것이다. 분산을 구하시오.

〈표 3-21〉 편차와 도수

편차	−2	−1	0	1	2	3	4	합계
도수	4	5	5	2	2	1	1	20

(2) 다음 표는 학생 10명에 대한 수시고사 성적을 도수분포표로 나타낸 것이다. 표준편차를 구하시오.

〈표 3-22〉 수시고사 성적에 관한 도수분포표

점 수	5	6	7	8	9
학생수	1	2	4	2	1

(3) 5개의 변량 6, 8, x, 9, y의 평균이 7, 표준편차가 $\sqrt{2}$ 일 때, xy의 값을 구하시오.

(4) a, b, c 변량의 평균은 8 이고 표준편차는 2일 때, 네 변량 $a+4, b+4, c+4, 12$의 표준편차를 구하시오.

(5) 의약관리학과 학생들의 턱걸이의 기록에서 A조 5명의 평균은 7회 표준편차는 1회이고, B조 6명의 평균은 7회 표준편차는 $\sqrt{3}$ 회 이었다. A, B 두 조를 합한 11명의 분산을 구하시오.

6 상관관계

두 자료들에 있어서 한 쪽 변량의 변화와 다른 쪽 변량의 변화 사이에 어떤 관계가 있을 때, 이를 상관관계라고 한다. 사람의 키와 몸무게나 도시의 인구와 교통량 등과 같은 관계를 양의 상관관계라고 하고, 쌀의 생산량과 쌀값이나 물가와 소비량 등과 같은 관계를 음의 상관관계라고 한다. 이와 같이 두 자료의 도수분포표를 함께 나타내어 서로의 관계를 알 수 있게 만든 표를 상관표라 한다.

예제 3.8

(1) 다음 표는 의약관리학과 학생들의 영어와 수학 교과목의 수시고사 성적의 상관표이다. 다음 물음에 답하시오.

〈표 3-23〉 수시고사 성적에 관한 상관표

영어＼수학	5	6	7	8	9	합계
9				1	2	3
8		1	A	3	1	9
7		2	B	C		D
6	2	3	4	2		11
5	1	3				4
합 계	3	9	14	11	3	40

① A + B + C + D의 값을 구하시오. *28*

② 수학 성적이 영어 성적보다 높은 학생은 모두 몇 명인지 구하시오. *15명*

③ 수학 성적과 영어 성적의 평균이 모두 8점 이상인 학생은 전체의 몇 % 인지 구하시오. *17.5%*

(2) 다음 표는 의약관리학과 학생들의 영어와 수학 교과목 성적의 상관표이다. 다음 물음에 답하시오.

〈표 3-24〉 의약관리학과 영어와 수학 성적의 상관표

영어 \ 수학	5	6	7	8	9	10	합계
10					2	1	3
9			1	4	2		7
8		2	10	6	3		21
7		2	6	4			12
6	1	2					3
5	2	1		1			4
합 계	3	7	17	15	7	1	50

① 두 과목의 성적의 차가 1점인 학생은 전체의 몇 % 인지 구하시오. *54%*

② 두 과목의 평균이 6.5점 이하인 학생은 모두 몇 명인지 구하시오. *9명*

③ 수학 성적이 8점인 학생들의 영어 성적의 평균을 구하시오. *평균 : 7.8점*

문제 3.7

(1) 다음 표는 의약관리학과 학생들의 영어와 수학 중간고사 성적의 상관표이다. 다음 물음에 답하시오.

〈표 3-25〉 수학과 영어 중간고사 성적의 상관표

영어 \ 수학	40	50	60	70	80	90	100	합계
100						2	1	3
90			2		8	3	2	15
80		1	A	B	6	2		20
70		3	C	9	6	2		34
60	2	8	6	5				21
50	2	3	1		1			7
합 계	4	15	24	24	21	9	3	100

① A + B + C 의 값을 구하시오.

② 영어 성적과 수학 성적이 같은 학생은 모두 몇 명인지 구하시오.

③ 영어 성적과 수학 성적이 모두 60점 이하인 학생은 전체의 몇 %인지 구하시오.

(2) 다음 표는 의약관리학과 학생들의 통계학과 확률론 시험 성적의 상관표이다. 다음 물음에 답하시오.

〈표 3-26〉 통계학과 확률론 성적의 상관표

확률 \ 통계	50	60	70	80	90	합계
50	1					1
60		2	1			3
70		1	A	2		7
80			B	3	1	6
90				C	1	2
100				1		1
합 계	1	3	7	7	2	20

① A + B + C 의 값을 구하시오.

② 두 과목 중 적어도 어느 한 과목의 점수가 80점 이상인 학생은 전체의 몇 %인지 구하시오.

③ 두 과목의 평균이 75점 이상인 학생들의 통계학 성적의 평균을 구하시오.

④ 학생 20명의 확률론 성적의 분산을 구하시오.

연·습·문·제

01 다음 표는 통계학 중간고사 성적을 조사하여 나타낸 도수분포표이다. 계급값이 75점인 계급의 학생 수는 성적이 70점 이상인 학생 수의 0.25일 때, B−A의 값을 구하시오.

〈표 3-27〉 통계학 중간고사 성적의 도수분포표

통계학 성적(점)	학생 수(명)
49.5 ~ 59.5	4
59.5 ~ 69.5	10
69.5 ~ 79.5	A
79.5 ~ 89.5	16
89.5 ~ 99.5	B
합 계	50

02 다음 표는 1번−3점, 2번−3점, 3번−5점으로 각각 배점이 다른 세 문제가 출제되었을 때의 성적을 도수분포표로 나타낸 것이다.

〈표 3-28〉 배점이 다른 세 문제의 성적 도수분포표

성적(점)	학생 수(명)
0	2
3	8
5	12
6	13
8	11
11	4
합 계	50

① 두 문제만 맞춘 학생 수를 구하시오.

② 3번 문제의 정답자 수를 구하시오.

03 다음 표는 의하관리학과 1학년 50명과 2학년 40명의 하루 평균 PC 사용 시간을 조사한 것 이다. 상대도수분포표를 완성하고 어느 학년의 PC 사용 시간이 더 많은 편인지 말하시오.

〈표 3-29〉 학년별 PC 사용 시간에 관한 상대도수분포표

PC 사용 시간(분)	도수(명)		상대도수	
	1학년	2학년	1학년	2학년
0 ~ 29분 30초	5	6		
29분 30초 ~ 59분 30초	8	16		
59분 30초 ~ 89분 30초	12	8		
89분 30초 ~ 119분 30초	18	6		
119분 30초 ~ 149분 30초	7	4		
합 계	50	40		

04 다음 표는 중국으로 단체여행을 다녀온 사람들이 구입한 기념엽서의 수를 조사하여 나타낸 것이다. 단체여행을 다녀온 사람들은 모두 몇 명인지 구하시오.

〈표 3-30〉 기념엽서 구입에 관한 상대도수분포표

엽서 수(장)	도수(명)	상대도수
9.5 ~ 14.5	14	0.035
14.5 ~ 19.5	23	

05 학생 수의 비가 4 : 3 인 두 모둠의 시력을 조사한 결과, 시력이 1.0 이하인 학생의 수의 비가 3 : 2 였다. 시력이 1.0 이하인 학생의 두 모둠의 상대도수의 비를 구하시오.

06 다음 표의 빈칸을 모두 채우시오.

〈표 3-31〉 도수분포표

성적(점)	도수(명)	누적도수(명)	상대도수
39.5 ~ 49.5	1	1	
49.5 ~ 59.5		5	0.16
59.5 ~ 69.5	4		
69.5 ~ 79.5			0.32
79.5 ~ 89.5	6	23	
89.5 ~ 99.5	2		

07 다음은 A반과 B반의 통계학 성적을 조사하여 나타낸 상대도수분포표이다.
b : d = 1 : 2, e : f = 5 : 4 일 때, a : c 를 가장 간단한 정수의 비로 나타내시오.

〈표 3-32〉 통계학 성적에 관한 도수분포표

성적(점)	A반		B반	
	도수(명)	상대도수	도수(명)	상대도수
39.5 ~ 49.5				
49.5 ~ 59.5	a	b	c	d
59.5 ~ 69.5		0.04	5	
69.5 ~ 79.5	5			0.10
79.5 ~ 89.5				
89.5 ~ 99.5				
합 계	e		f	

08 다음은 의약관리학과와 간호학과 학생의 영어회화 성적을 조사하여 상대도수로 나타낸 것이다.
영어회화 성적이 50점 이상 70점 미만인 학생 수가 의약관리학과 16명, 간호학과 30명일 때, 의약관리학과에서 영어 회화 성적이 7등인 학생은 간호학과에서 적어도 상위 몇 % 이내에 든다고 할 수 있는지 구하시오.

〈표 3-33〉 영어회화 성적에 관한 도수분포표

성적(점)	의약관리학과	간호학과
49.5 ~ 59.5	0.10	0.13
59.5 ~ 69.5	0.22	0.17
69.5 ~ 79.5	0.32	0.50
79.5 ~ 89.5	0.24	0.13
89.5 ~ 99.5	0.12	0.07

09 의약관리학과과 학생 52명의 수학 성적의 평균은 60점이고, 의약관리학과 학생 48명의 평균은 70점이다. 전체 평균을 구하시오.

10 다음 표는 의약관리학과 2학년 학생들의 현대수학의 이해 교과목의 성적을 조사하여 나타낸 것이다. 지난 학기와 이번 학기의 성적을 조사해 보니, 성적이 향상되어 한 계급이 올라간 학생 수가 4명일 때, A, B의 값을 각각 구하시오(단, 전체 학생 수는 변화가 없고, 성적이 떨어지거나 두 계급 이상 올라간 학생은 없다).

〈표 3-34〉 현대수학의 이해 성적에 관한 도수분포표

등급(점)	지난학기 학생수(명)	이번학기 상대도수
F	3	0.04
E	4	0.20
D	12	A
C	1	0
B	3	B
A	2	0.08
합 계	25	1

11 다음 표는 학생 50명의 일주일간 독서 시간을 조사하여 나타낸 누적도수분포표의 일부분이다. 독서 시간이 1시간 이상 2시간 미만인 학생 수를 a명, 2시간 이상 3시간 미만인 학생 수를 b명이라 할 때, a와 b의 초소공배수는 30이다. 이때, a, b의 값을 각각 구하시오(단, a 〈 b).

〈표 3-35〉 독서 시간에 관한 도수분포표

독서 시간(시간)	누적도수(명)
1이상 ~ 2미만	
2 ~ 3	16
3 ~ 4	30

12 10개의 변량 $x_1, x_2, x_3, \cdots, x_{10}$ 의 평균을 M 이라 할 때, $x_1-M, x_2-M, x_3-M, \cdots x_{10}-M$ 의 평균을 구하시오.

(13) 다음 도수분포표에서 평균이 6.5일 때, a, b 의 값을 구하시오.

〈표 3-36〉 도수분포표

계급값	2	4	6	8	10	합계
도 수	2		5	8		20

(14) 다음은 의약관리학과 학생 50명의 몸무게에 대한 도수분포표이다. 평균을 구하시오.

〈표 3-37〉 몸무게에 관한 도수분포표

몸무게	40~45	45~50	50~55	55~60	60~65	65~70
도수	4	20	14	( )	2	1

(15) 다음 표는 의약관리학과 학생 50명의 통계학 성적에 대한 상대도수분포표이다. 평균을 구하시오.

〈표 3-38〉 통계학 성적에 관한 도수분포표

점 수	60	70	80	90	100
상대도수	0.04	0.16	0.48	0.20	0.12

(16) 영희의 3회까지 본 통계학 수시고사 성적의 평균이 75점이었다. 한 번 더 시험을 보았더니 평균이 4점 올랐다. 마지막 본 시험의 점수를 구하시오.

17 다음 자료의 표준편차를 구하시오.

82 80 74 76 71 73 78 74

18 다음 자료의 표준편차를 구하시오.

39	42	41	37	43	42	39	43	35	37
42	45	36	43	42	40	38	42	38	36

19 다음 표는 학생 10명의 통계학 수시고사 성적의 편차를 나타낸 것이다. 표준편차를 구하시오.

〈표 3-39〉 통계학 성적에 관한 도수분포표

편차(점)	−2	−1	0	1	2
도수(명)	1	4	1	2	2

20 다음은 학생 10명의 통계학 성적에 대한 도수분포표이다. 표준편차를 구하시오.

〈표 3-40〉 통계학 성적에 관한 도수분포표

점수(점)	60~70	70~80	80~90	90~100
도수(명)	1	2	5	2

21 세 개의 변량 a, b, c 의 평균을 M, 표준편차를 S 라고 할 때, $a+2, b+2, c+2$ 의 평균과 표준편차를 각각 M과 S로 나타내시오.

22 5개의 변량 6, 8, x, 9, y의 평균이 7, 표준편차가 $\sqrt{2}$ 일 때, xy의 값을 구하시오.

23 3개의 변량 a, b, c의 평균이 5이고, 표준편차가 2일 때, a^2, b^2, c^2의 평균을 구하시오.

24 남학생 4명과 여학생 6명의 평균이 같고, 분산은 각각 4와 9가 나왔다. 전체 10명에 대한 표준편차를 구하시오.

25 KMO에 출전시킬 학생을 선발하기 위해 10번의 시험을 치렀다. 우연히 네 사람의 평균이 같아서 성적이 고른 사람을 출전시키기로 한다면 KMO에는 누가 나가는지를 구하시오.

〈표 3-41〉 네 사람의 시험성적

A	8	7	7	6	9	6	9	4	7	7
B	6	8	10	6	4	5	6	9	6	10
C	7	7	7	5	6	9	9	6	7	7
D	8	9	4	5	3	10	8	4	10	9

26 다음 표는 의약관리학과 A반과 의약관리학과 B반의 통계학 시험 결과이다. 각 학과의 평균과 표준편차를 구하고, 어느 학과 학생들 점수의 변동 폭이 큰지 변동계수를 구한 후 비교하시오.

〈표 3-42〉 통계학 시험 결과

A반	83	81	77	80	79
B반	79	88	85	77	81

27 다음 표는 의약관리학과 학생 40명의 영어와 수학 성적을 조사하여 만든 상관표이다. 물음에 답하시오.

〈표 3-43〉 영어와 수학 시험에 관한 상관표

영어 \ 수학	4	5	6	7	8	9	10	합계
10					1	1	2	4
9				1	3	3	1	8
8		1		7	4	1		13
7		1	1	3	2			7
6		2	3					5
5	1		1					2
4	1							1
합 계	2	4	5	11	10	5	3	40

① 영어 성적이 7점인 학생은 몇 명인가?

② 수학 성적과 영어 성적이 같은 학생은 몇 명인가?

③ 수학 성적이 8점인 학생들의 영어 성적의 평균을 구하시오.

④ 수학 성적과 영어 성적이 모두 8점 이상인 학생은 전체 학생의 몇 % 인가?

(28) 다음 표는 의약관리학과 학생들의 통계학과 확률론 시험 성적의 상관표이다. 다음 물음에 답하시오.

〈표 3-44〉 통계학과 확률론 시험에 관한 상관표

통계 / 확률	50	60	70	80	90	합계
50	1					1
60		2	1			3
70		1	A	2		7
80			B	3	1	6
90				C	1	2
100				1		1
합 계	1	3	7	7	2	20

① A + B + C의 값을 구하시오.

② 두 과목 중 적어도 어느 한 과목의 점수가 80점 이상인 학생은 전체의 몇 % 인지 구하시오.

③ 두 과목의 평균이 75점 이상인 학생들의 통계학 성적의 평균을 구하시오.

④ 학생 20명의 확률론 성적의 분산을 구하시오.

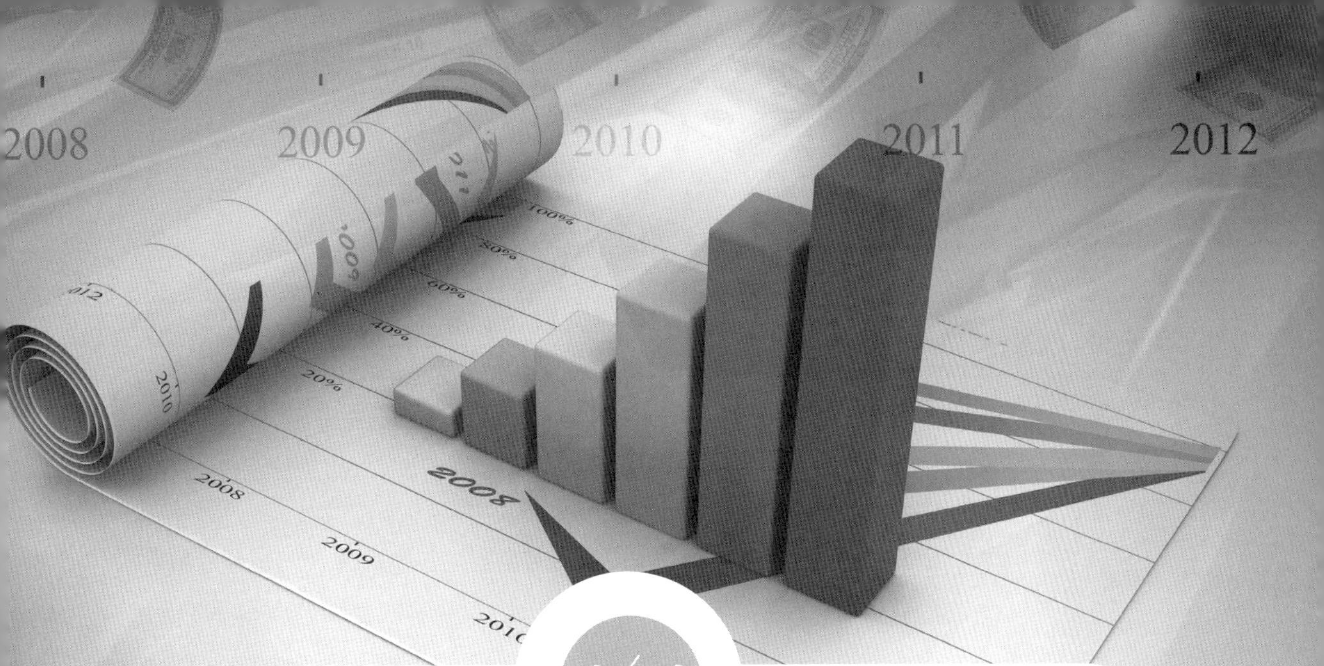

제4장

추리통계

1 순열과 조합

1) 경우의 수

사건A가 일어나는 경우 전체를 집합A, 사건B가 일어나는 경우 전체를 집합B로 나타낼 때, A, B가 동시에 일어나는 경우($A \cap B$)와 A 또는 B가 일어나는 경우($A \cup B$)가 있다.

A 또는 B가 일어나는 경우의 수는

$$n(A \cup B) = n(A) + n(B) - n(A \cap B)$$

이다. 이 때, 두 사건 A, B가 동시에 일어나지 않을 때에는

$$A \cap B = \varnothing \text{ 이므로 } n(A \cup B) = n(A) + n(B)$$

이다.

두 사건 A, B가 동시에 일어나지 않을 때, 사건A가 일어날 경우가 m가지이고, 사건B가 일어날 경우가 n가지이면 A 또는 B가 일어나는 경우의 수는 $m+n$가지이다. 이를 합의 법칙이라 한다.

두 사건 A, B에 대하여 사건A가 일어날 경우가 m가지이고, 그 각각에 대하여 사건B가 일어날 경우가 n가지일 때, A, B가 동시에 일어나는 경우의 수는 $m \times n$가지이다. 이를 곱의 법칙이라 한다.

예제 4.1

(1) 서로 다른 두 개의 주사위를 동시에 던질 때, 나온 눈의 수의 합이 5 또는 10일 경우의 수를 구하시오. *7가지*

(2) 100원, 50원, 10원짜리 세 종류의 동전을 가지고 310원을 지불하는 경우의 수를 구하시오(단, 종류별로 적어도 1개의 동전을 사용한다). *6가지*

(3) 남학생 4명과 여학생 3명 중에서 남녀 각각 1명씩을 대표로 뽑는 경우의 수를 구하시오. *12가지*

(4) 승용차를 이용하여 서울에서 대전까지 가는 방법은 2개의 고속도로 또는 3개의 국도를 이용하는 방법이 있고, 대전에서 목포로 가는 방법은 1개의 고속도로 또는 2개의 국도를 이용하는 방법이 있다고 할 때, 서울에서 대전을 거쳐 목포로 가는 모든 방법의 수를 구하시오. *15가지*

(5) 크기가 서로 다른 3개의 주사위를 동시에 던질 때, 눈의 합이 5가 되는 경우의 수를 구하시오. *6가지*

문제 4.1

(1) 1에서 12까지의 숫자가 하나씩 적힌 12장의 카드가 상자 안에 있다. 이 중에서 한 장을 뽑을 때, 3또는 5의 배수가 적힌 카드가 나오는 경우의 수를 구하시오.

(2) 50원, 100원, 200원짜리 세 종류의 우표를 750원어치 사는 경우의 수를 구하시오(단, 세 종류의 우표가 각각 적어도 한 장씩은 포함되어야 한다).

(3) 1부터 200까지의 자연수 중에서 200과 서로소인 것의 개수를 구하시오.

(4) 540의 양의 약수의 개수를 구하시오.

(5) 두 자리 자연수 중에서 십의 자리의 숫자와 일의 자리의 숫자의 합이 짝수인 것의 개수를 구하시오.

2) 순열

서로 다른 n개에서 서로 다른 r개를 택하여 일렬로 나열하는 것을 n개에서 r개를 택하는 것을 순열이라 하고, 이 순열의 수를 기호 ${}_nP_r$로 나타낸다.

$${}_nP_r = n(n-1)(n-2)\cdots(n-(r-1)) \ (\text{단, } 0 < r \le n)$$

순열에는 원형으로 배열하는 원순열, 중복순열, 같은 것을 포함하는 순열 등이 있다.

서로 다른 n개를 원형으로 배열하는 원순열의 수는

$$\frac{{}_nP_n}{n} = \frac{n!}{n} = (n-1)!$$

서로 다른 n개에서 중복을 허락하여 r개를 택하여 일렬로 나열하는 것을 n개에서 r개를 택하는 중복순열이라고 하고, 이 중복순열의 수를 기호 ${}_n\Pi_r$로 나타낸다.

$${}_n\Pi_r = n^r$$

n개 중에 서로 같은 것이 각각 p개, q개, $\cdots$, r개 있을 때, n개를 택하여 만들 수 있는 순열의 수는

$$\frac{n!}{p!\,q!\cdots r!} \ (\text{단, } p+q+\cdots+r=n)$$

예제 4.2

(1) A, B, C, D, E 5명의 학생 중에서 회장, 총무를 뽑으려 할 때, 경우의 수를 구하시오. ${}_5P_2 = 5 \times 4 = 20$가지

(2) 8명의 학생 중에서 r 명을 뽑아 일렬로 세우는 방법의 수가 336가지일 때, r의 값을 구하시오. ${}_8P_r =$ $r=3$

(3) 프로야구 올스타전에서 A팀의 감독은 투수를 2회마다 한 번씩 교체하고 마지막 9회에는 한 명의 투수가 던지는 것을 원칙으로 하여 5명의 투수를 선발하였다. 이 때, 감독이 이들의 투입 순서를 정하고자 한다. 경우의 수를 구하시오. $5! = 120$가지

(4) 5개의 숫자 0, 1, 2, 3, 4에서 서로 다른 네 개의 숫자를 택하여 만들 수 있는 자연수 중에서 양 끝이 짝수인 경우의 수를 구하시오. $2 \times 3 \times 2 \times 2 = 24$가지

(5) A, B, C, D, E, F 6명의 학생이 일렬로 앉을 때, A, B가 이웃하지 않도록 앉는 경우의 수를 구하시오. $6! - (5! \times 2) = 480$가지

(6) 부모와 4명의 자녀로 구성된 가족이 원형으로 둘러앉아 식사를 할 때, 부모가 이웃하여 앉는 경우의 수를 구하시오. $(5-1)! \times 2 =$ 48가지

(7) 네 명의 학생이 가위 바위 보를 할 때, 이 네 명이 가위, 바위, 보를 내는 경우의 수를 구하시오. $3^4 = 81$가지

(8) 아래쪽 그림에서 A에서 B까지의 최단거리로 가는 경우의 수를 구하시오.

$\frac{7!}{4! \times 3!}$ = 35가지

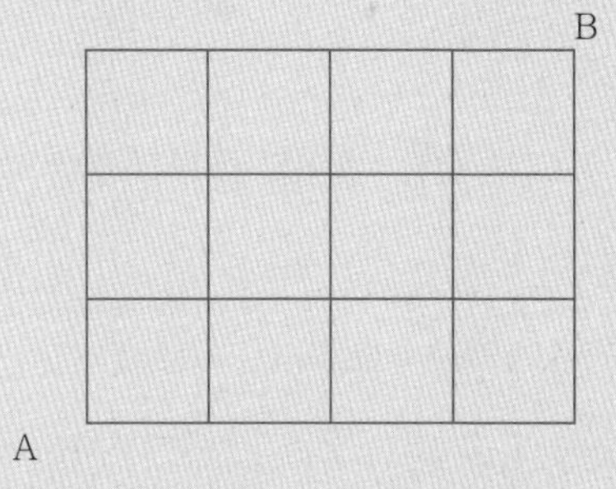

〈그림 4-1〉

문제 4.2

(1) a, b, c, d, e의 다섯 개의 알파벳을 사전식으로 배열할 때, 앞에서부터 80번째 오는 것을 구하시오.

(2) 20명의 동아리 회원 중에서 회장, 부회장 총무를 뽑는 경우의 수를 구하시오.

(3) 6개의 숫자 0, 1, 2, 3, 4, 5에서 서로 다른 4개를 택하여 네 자리수를 만들 때의 경우의 수와 그 중에서 홀수인 경우의 수를 구하시오.

(4) 남학생 3명과 여학생 3명이 좁은 등산로를 따라 산을 오르고 있다. 이들을 일렬로 세울 때, 남학생이 양 끝에 오는 경우의 수와 남학생과 여학생이 교대로 서서 걸어가는 경우의 수를 각각 구하시오.

(5) 다섯 쌍의 부부가 저녁식사 모임에 참석하여 원형의 식탁에 둘러앉게 되었다. 배우자끼리 옆자리에 앉도록 하는 경우의 수를 구하시오.

(6) 두 집합 $X = \{a,\ b,\ c\}$, $Y = \{1,\ 2,\ 3,\ 4\}$에 대하여 집합 X에서 집합 Y로 대응되는 함수는 모두 몇 가지인지 구하시오.

(7) 다섯 개의 숫자 0, 1, 2, 3, 4 중에서 중복을 허락하여 다섯 자리수를 만들 때, 짝수의 개수를 구하시오.

(8) 아래쪽 그림에서 A에서 B를 거쳐서 C로 가는 최단거리의 경우의 수를 구하시오.

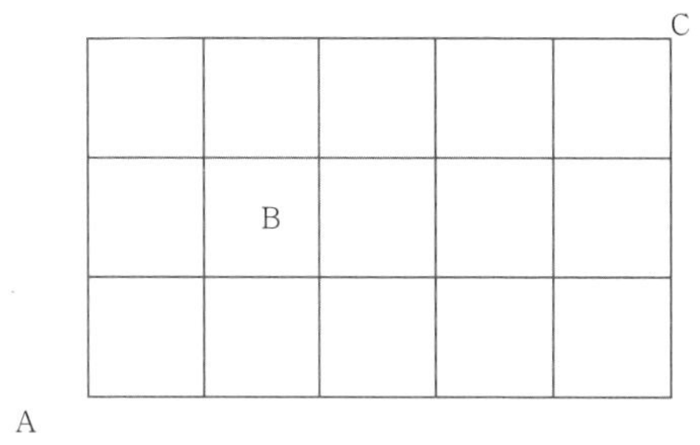

〈그림 4-2〉

3) 조합

서로 다른 n개의 원소 중에서 순서를 생각하지 않고 r개를 택할 때, 이것을 n개에서 r개를 택하는 것을 조합이라 하고, 그 조합의 수를 ${}_nC_r$로 나타낸다.

$$ {}_nC_r = \frac{{}_nP_r}{r!} $$

예제 4.3

(1) 서로 다른 7개의 아이스크림에서 2개를 고르는 경우의 수를 구하시오.

$_7C_2 = 21$가지

(2) 학생 20명 중에서 3명의 대표를 뽑는 경우의 수를 구하시오.

$_{20}C_3 = 1140$가지

(3) 의약관리학과의 수시모집에서 50명의 학생이 지원하였다. 4명을 뽑으려 하는데 특기자인 두 학생 A, B가 선발되는 경우의 수를 구하시오.

$_{48}C_2 = 1128$가지

(4) 아래쪽 그림에서 3개의 가로선과 4개의 세로선이 있다. 이들 선으로 만들 수 있는 직사각형의 개수를 구하시오.

$_3C_2 \times {_4C_2} = 18$가지

〈그림 4-3〉

(5) 1에서 10까지의 번호가 적힌 10장의 카드에서 3장을 뽑을 때, 2장이 짝수의 번호이고, 1장이 홀수의 번호가 되도록 뽑는 경우의 수를 구하시오.

$_5C_2 \times {_5C_1} = 50$가지

(6) 남학생 6명과 여학생 4명이 있다. 이 중에서 남학생 대표 3명과 여학생 대표 2명을 각각 선출하는 경우의 수를 구하시오

$_6C_3 \times {_4C_2} = 120$가지

(7) 편입한 6명의 학생을 A, B, C의 세 개조에 2명씩 배치하는 경우의 수를 구하시오.

$_6C_2 \times {_4C_2} \times {_2C_2} = 90$가지

문제 4.3

(1) 회원이 40명인 축구 동아리에서 대표 2명을 선출하려고 한다. 경우의 수를 구하시오.

(2) 남학생 8명, 여학생 5명의 대의원 중에서 대표로 남학생 3명, 여학생 2명을 선출하는 경우의 수를 구하시오.

(3) 1에서 15까지의 번호가 적힌 15장의 카드에서 5장을 뽑을 때, 3장이 짝수의 번호이고 2장이 홀수의 번호가 되도록 뽑는 방법은 몇 가지인지 구하시오.

(4) 어떤 회합에서 각 회원이 나머지 회원들과 꼭 한 번의 악수를 하였다. 회원들끼리 전부 465회의 악수를 하였다면 참석한 회원은 모두 몇 명인지 구하시오.

(5) A, B를 포함한 10명의 학생 중에서 4명을 뽑을 때, 다음 물음에 답하시오.

① A, B 모두 선출되는 경우의 수를 구하시오.

② A, B 중 한명만 선출되는 경우의 수를 구하시오.

③ A, B 모두 선출되지 않는 경우의 수를 구하시오.

(6) 원 위에 10개의 점이 찍혀있다. 다음 물음에 답하시오.

① 두 점을 잇는 직선의 개수를 구하시오.

② 세 점을 이어서 만든 삼각형의 개수를 구하시오.

③ 네 점을 이어서 만든 사각형의 개수를 구하시오.

(7) 7명의 가족이 2대의 택시에 나누어 타려고 한다. 택시의 정원이 4명일 때, 모두 몇 가지 방법으로 나누어 탈 수 있는지 구하시오.

(8) 어른 4명과 어린이 6명 중에서 어른 2명과 어린이 3명을 뽑아서 일렬로 세우는 경우의 수를 구하시오.

2 확률과 그 계산

1) 확률의 뜻

같은 조건에서 반복할 수 있고 그 결과가 우연에 의하여 정해지는 실험이나 관찰을 시행이라 하고, 시행의 결과를 사건이라고 한다. 어떤 시행에서 사건 A가 일어나는 가능성을 사건 A의 확률이라 하고, $P(A)$로 나타낸다.

하나의 시행에서 일어날 수 있는 사건 전체를 S라 하고, 이 시행에서의 기본적인 사건들이 같은 정도로 기대된다고 할 때, 사건 A가 일어날 확률을 수학적 확률이라고 한다.

$$P(A) = \frac{n(A)}{n(S)} = \frac{\text{사건 } A\text{가 일어날 경우의 수}}{\text{일어날 수 있는 모든 경우의 수}}$$

임의의 사건 A에 대하여 확률은 $0 \le P(A) \le 1$이다. 반드시 일어나는 사건 S에 대하여 $P(S) = 1$이고, 절대 일어날 수 없는 사건 $\varnothing$에 대하여 $P(\varnothing) = 0$이다.

일정한 조건 아래에서 같은 시행을 n회 반복하여 사건 A가 r회 일어났을 때, n을 충분히 크게 함에 따라 상대도수 $\frac{r}{n}$이 일정한 값 p에 가까워진다. 즉, $\lim_{n \to \infty} \frac{r}{n} = p$일 때, p를 사건 A의 통계적 확률이라고 한다.

기하학적 확률은 선분, 평면도형, 입체도형 등에서 특정한 길이, 넓이, 부피에서 전체의 길이, 넓이, 부피를 나눈 값을 말한다.

예제 4.4

(1) 빨간 구슬 2개와 흰 구슬 5개가 들어 있는 주머니에서 한 개의 구슬을 꺼낼 때, 꺼낸 구슬이 흰 구슬일 확률을 구하시오. *5/7*

(2) 서로 다른 두 개의 주사위를 동시에 던질 때, 나온 눈의 합이 6이 될 확률을 구하시오. *5/36*

(3) 서로 다른 3개의 동전을 던질 때, 두 개 이상의 앞면이 나올 확률을 구하시오. *1/2*

(4) 동아리 모임에서 회원 20명 중 임원 2명을 뽑을 때, 특정인 한명이 반드시 뽑힐 확률을 구하시오. ${}_{19}C_1/{}_{20}C_2=1/10$

(5) A, B, C, D, E, F의 6명 중에서 3명의 대표를 뽑을 때, 그 중에서 A는 포함되어 있고 B는 포함되어 있지 않을 확률을 구하시오. ${}_4C_2/{}_6C_3=3/10$

(6) 주머니 속에 흰 공 4개와 검은 공 3개가 들어 있다. 이 주머니에서 임의로 3개의 공을 꺼낼 때, 흰 공 2개와 검은 공 1개가 나올 확률을 구하시오.

$$\frac{{}_4C_2\times{}_3C_1}{{}_7C_3}=18/35$$

(7) 6명의 학생 A, B, C, D, E, F 중에서 임의로 4명을 뽑아서 일렬로 세우려고 한다. 다음 물음에 답하시오.

① A, B가 양 끝에 서 있을 확률을 구하시오. $\frac{2!\times{}_4P_2}{{}_6P_4}=1/15$

② A, B가 이웃하게 서 있을 확률을 구하시오.

$\frac{{}_4C_2 \times 3! \times 2!}{{}_6P_4} = 1/5$

(8) 한 변의 길이가 10㎝인 정사각형 모양의 타일이 바닥에 빈틈없이 깔려 있다. 반지름의 길이가 1㎝인 동전을 떨어뜨릴 때, 동전이 한 장의 타일 위에 완전히 놓이게 될 확률을 구하시오. *16/25*

(9) 주머니 안에 흰 공과 검은 공이 합쳐서 6개 들어 있다. 이 속에서 2개를 꺼내 보고 다시 넣고 하는 일을 여러 번 되풀이하였더니 5회에 2회 꼴로 2개 모두 흰 공이었다고 한다. 검은 공의 개수를 추측하시오.

$\frac{{}_xC_2}{{}_6C_2} = \frac{2}{5} \Rightarrow x = 4$ *검은 공 : 2개*

(10) $0 \le p \le 4$ 인 임의의 실수 p에 대하여 방정식 $x^2 + px + \frac{p}{4} + \frac{1}{2} = 0$이 허근을 가질 확률을 구하시오.

$D < 0 \Rightarrow 0 \le p < 2$ *1/2*

(11) 한 변의 길이가 1인 정사각형 ABCD의 내부에 점 P를 임의로 택할 때, 삼각형 ABP가 둔각삼각형이 될 확률을 구하시오.

$\frac{1}{2}\pi(\frac{1}{2})^2 = \frac{\pi}{8}$

(12) 길이가 4인 선분 AB 위의 임의의 두 점 C, D의 길이가 2 이하일 확률을 구하시오. *3/4*

문제 4.4

(1) 두 개의 주사위를 동시에 던질 때 눈의 합이 4 이하일 확률을 구하시오.

(2) 동시에 3개의 주사위를 던질 때, 3개의 주사위 모두 다른 눈이 나올 확률을 구하시오.

(3) 1에서 50까지 적힌 숫자 카드 50장이 있다. 이 카드 중에서 임의의 카드 한 장을 꺼낼 때, 그 숫자가 2의 배수 또는 3의 배수가 될 확률을 구하시오.

(4) 어떤 회사에서 생산된 10개의 제품 중에 불량품이 2개 들어 있다. 이 중에서 동시에 2개의 제품을 임의로 택할 때, 불량품이 한 개일 확률을 구하시오.

(5) 아래쪽 그림에서 A에서 B까지 최단거리로 가는데 C를 지나갈 확률을 구하시오.

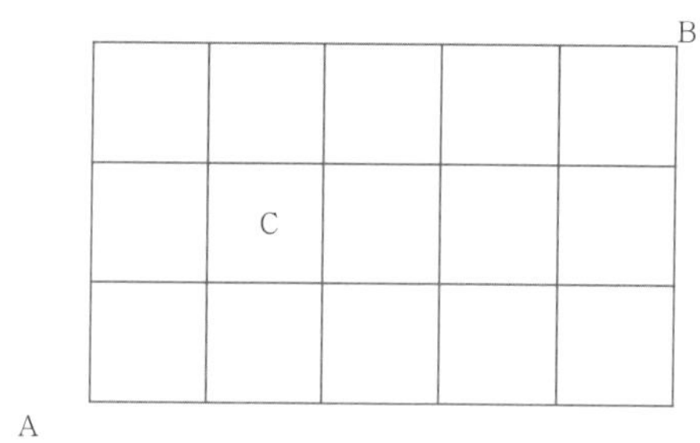

〈그림 4-4〉

(6) 1에서 10까지의 번호가 적힌 10장의 카드가 있다. 이 중에서 임의로 2장의 카드를 동시에 꺼낼 때, 두 숫자의 합이 짝수일 확률을 구하시오.

(7) A, B 두 가지 신문 중에서 적어도 한 신문을 반드시 보는 집이 500세대가 있다. 그 중 A신문을 보는 집의 수가 320세대, B신문을 보는 집의 수가 260세대라고 한다. 500세대 중 임의로 한 집을 뽑을 때, A신문만 보는 집이 뽑힐 확률을 구하시오.

(8) A, B, C, D, E 5명의 학생 중에서 3명의 대표를 뽑으려고 한다. 이 때 A가 대표로 뽑힐 확률을 구하시오.

(9) 6사람을 한 줄로 세우려고 한다. 이 때 특정한 3사람이 이웃하게 될 확률을 구하시오.

(10) 남학생 4명, 여학생 6명 중에서 3명을 뽑을 때, 여학생 2명이 뽑힐 확률을 구하시오.

(11) 1, 2, 3, 4, 5의 숫자가 각각 적혀 있는 5장의 카드가 있다. 이 중에서 4장을 뽑아서 네 자리 정수를 만들 때, 다음 물음에 답하시오.

① 짝수가 될 확률을 구하시오.

② 4200보다 클 확률을 구하시오.

(12) 흰 공이 4개, 검은 공이 6개 들어 있는 주머니에서 갑, 을 두 사람이 이 순서로 한 개씩 공을 꺼낼 때, 을이 흰 공을 꺼낼 확률을 구하시오(단, 꺼낸 공은 다시 넣지 않는다).

(13) 집합 $A=\{a_1,\ a_2,\ a_3,\ a_4,\ a_5,\ a_6\}$의 모든 부분집합 중에서 하나의 부분집합을 택할 때, $a_2,\ a_4$가 그 부분집합에 포함될 확률을 구하시오.

(14) 주머니 속에 흰 공과 검은 공이 합하여 10개 들어 있다. 이 중에서 3개씩 꺼내어 보고 다시 넣는 시행을 반복하였더니 6번에 한 번 꼴로 3개 모두 흰 공이었다면 흰 공은 몇 개인지 구하시오.

(15) 제욱은 한 개의 주사위를 던지고, 윤지는 두 개의 주사위를 던진다. 제욱의 주사위에서 나온 눈이 윤지의 주사위에서 나온 두 눈 사이에 들어가면 제욱이 이기고 그렇지 않으면 윤지가 이긴다고 하자. 이 게임에서 제욱이 이길 확률을 구하시오.

2) 확률의 덧셈정리

$P(A \cup B)$의 의미는 A 또는 B가 일어날 확률, A, B 중 적어도 하나가 일어날 확률을 말한다. 두 사건 A, B 에 대하여 $P(A \cup B) = P(A) + P(B) - P(A \cap B)$이다. 그러나 두 사건 A, B 가 배반사건이면 $P(A \cap B) = 0$ 이므로 $P(A \cup B) = P(A) + P(B)$ 이다.

사건 A에 대하여 A가 일어나지 않을 사건을 A의 여사건이라 하고, 기호로 A^c로 나타낸다. 사건 A의 여사건 A^c에 대하여 $P(A^c) = 1 - P(A)$ 이다.

예제 4.5

(1) 1에서 15까지의 번호가 적힌 15장의 카드가 있다. 이 중에서 한 장을 뽑을 때, 카드에 적힌 번호가 4 또는 6의 배수일 확률을 구하시오.

$\frac{{}_2C_1 \times {}_8C_1 + {}_2C_2}{{}_{10}C_2} = 4/15$

(2) 10개의 제품 중에 불량품이 2개 들어 있다. 이 중에서 2개의 제품을 검사했을 때, 그 중에 불량품이 들어 있을 확률을 구하시오.

$17/45$

(3) 빨간 구슬 7개, 흰 구슬 5개가 들어 있는 주머니에서 3개의 구슬을 동시에 꺼낼 때, 적어도 한 개가 흰 구슬일 확률을 구하시오.

$37/44$

(4) 한 모서리의 길이가 1인 정육면체에서 두 꼭짓점을 택하여 선분으로 이을 때, 선분의 길이가 $\sqrt{2}$ 이상일 확률을 구하시오.

1-3/7= $4/7$

(5) 지현, 상훈, 승준이의 생일은 모두 6월이라고 한다. 이 때, 세 명 중에서 생일이 같은 사람이 있을 확률을 구하시오.

$1 - \frac{{}_{30}P_3}{{}_{30}\Pi_3} = 22/225$

문제 4.5

(1) 서로 다른 2개의 주사위를 동시에 던질 때, 나오는 눈의 합이 6이거나 차가 2일 확률을 구하시오.

(2) 1에서 10까지의 자연수 중에서 임의로 2개의 수를 택할 때, 소수가 포함될 확률을 구하시오.

(3) 9장의 쪽지 가운데 부전승이라고 쓰인 3장의 쪽지가 있다. 세 명이 동시에 각각 한 장씩의 쪽지를 뽑을 때, 적어도 한 명은 부전승이 쓰인 쪽지를 뽑을 확률을 구하시오.

(4) 10개의 제비 중에 4개의 당첨 제비가 들어 있다. 이 중에서 3개의 제비를 뽑을 때, 적어도 한 개가 당첨 제비일 확률을 구하시오.

(5) 주머니 속에 흰 공 4개, 검은 공 x가 들어 있다. 이 중에서 2개를 꺼낼 때, 2개 모두 같은 색일 확률이 $\frac{3}{7}$이라고 한다. 이 때, 검은색 공의 개수를 구하시오.

3) 조건부확률과 곱셈정리

확률이 0이 아닌 두 사건 A, B 에 대하여 사건 A 가 일어났을 때, 사건 B 가 일어날 확률을 사건 A가 일어났을 때의 사건 B 의 조건부확률이라고 하고, 기호로 $P(B|A)$와 같이 나타낸다. 사건 A가 일어났을 때, 사건 B 의 조건부확률은

$$P(B|A) = \frac{P(A \cap B)}{P(A)}$$

이다.

두 사건 A, B 에 대하여 한 사건이 일어나거나 일어나지 않는 것이 다른 사건이 일어날 확률에 아무런 영향을 주지 않을 때, 즉, $P(B|A) = P(B|A^c) = P(B)$ 일 때, 사건 A 와 B 는 서로 독립이라고 하고, 서로 독립인 두 사건을 독립사건이라 한다. 또 서로 독립이 아닌 두 사건을 종속사건이라 한다.

두 사건 A, B 가 서로 독립이면,

$$P(A \cup B) = P(A) + P(B) - P(A)P(B)$$

이다.

예제 4.6

(1) 한 개의 주사위를 던질 때, 짝수의 눈이 나오는 사건을 A, 소수의 눈이 나오는 사건을 B 라 할 때, $P(B|A)$를 구하시오. *1/3*

(2) 물리치료학과 학생 47명 중 안경을 쓴 학생 수를 조사했더니 다음 표와 같았다. 임의로 뽑힌 학생이 여학생일 때, 그 학생이 안경을 쓴 학생일 확률을 구하시오. *8/24=1/3*

〈표 4-1〉 안경을 쓴 학생일 확률

	안경을 쓴 학생	안경을 쓰지 않은 학생	합계
남학생	13	10	23
여학생	8	16	24
합 계	21	26	47

(3) 뒷면에 ×표시가 된 카드 4장이 들어 있는 10장의 카드에서 ×표시가 된 카드를 선택하면 탈락하는 게임이 있다. 갑, 을의 순서로 한 개씩 카드를 뒤집을 때, 모두 탈락할 확률을 구하시오(단, 뒤집은 카드는 그대로 둔다).

(4/10)×(3/9)=2/15

(4) 어느 회사는 같은 제품을 두 공장 에서 각각 전체 제품의 40%, 60%를 생산하고 있다. 두 공장 의 불량품이 각각 1%, 2%라고 하자. 한 제품이 불량품일 때, 이 제품이 공장에서 생산되었을 확률을 구하시오.

$P(A \cap C) = 0.004$, $P(B \cap C) = 0.012$, $P(A|C) = 1/4$

문제 4.6

(1) 파란 구슬 4개, 빨간 구슬 6개가 들어 있는 주머니에서 구슬을 한 개씩 두 번 꺼낸다고 하자. 처음 꺼낸 구슬은 색깔만 확인하고 다시 주머니에 넣을 때, 두 개 모두 파란 구슬일 확률을 구하시오.

(2) 타율이 3할인 야구 선수가 한 경기에서 첫 번째와 두 번째 타석에서는 안타를 치고, 세 번째 타석에서는 안타를 치지 못할 확률을 구하시오.

(3) 한 개의 표적이 있다. A가 이 표적을 맞출 확률은 0.4이고, A, B중 적어도 한 사람이 맞출 확률은 0.6이며, A, C 중 적어도 한 사람이 맞출 확률이 0.5라 한다. B, C 가 동시에 이 표적을 쏠 때, 적어도 한 사람이 맞출 확률을 구하시오.

(4) 어느 비 오는 날 강의실, 도서관, 동아리방을 차례로 거쳐 집으로 돌아온 윤지는 집에 와서야 우산을 놓고 왔다는 사실을 알았다. 윤지는 평균 3번에 1번꼴로 우산을 잃어버린다고 할 때, 우산을 도서관에 두고 왔을 확률을 구하시오.

(5) 한 개의 주사위를 던질 때, 홀수의 눈이 나오는 사건을 A, 소수의 눈이 나오는 사건을 B, 5이상의 눈이 나오는 사건을 C 라고 하자. 이 때, 서로 독립인 사건과 종속인 사건을 판별하시오.

4) 독립시행의 확률

주사위나 동전을 여러 번 던질 때와 같이 어떤 시행을 여러 번 반복할 때 매번 일어나는 사건이 모두 서로 독립인 경우의 시행을 독립시행이라 한다.

매회의 시행에서 사건 A가 일어날 확률이 p로 일정할 때, n회의 독립시행에서 사건 A가 r회 일어날 확률 $P_r = {}_nC_r p^r (1-p)^{n-r}$(단, $r = 0, 1, 2, \cdots, n$)이다.

예제 4.7

(1) 주사위를 3회 던질 때, 2 이하의 눈이 2회 나올 확률을 구하시오.

$_3C_2(\frac{1}{3})^2(\frac{2}{3})^1 = 2/9$

(2) 한 개의 동전을 5회 던질 때, 앞면이 세 번 나올 확률을 구하시오.

$_5C_3(\frac{1}{2})^3(\frac{1}{2})^2 = 5/16$

(3) 어떤 축구 선수가 승부차기에서 골을 넣을 확률은 0.8이라고 하자. 이 선수가 3번의 승부차기를 할 때, 2번 성공할 확률을 구하시오.

$_3C_2(0.8)^2(0.2)^1 = 0.384$

문제 4.7

(1) 윤지는 문제를 풀 때, 평균적으로 세 문제 가운데 두 문제를 풀 수 있다고 한다. 다섯 문제 가운데 세 문제 이상을 풀면 합격되는 시험에서 윤지가 합격할 확률을 구하시오.

(2) 10%의 불량품이 들어 있는 제품 중에서 3개를 꺼낼 때, 불량품이 적어도 1개 포함될 확률을 구하시오.

(3) 한 개의 동전을 5회 던질 때, 앞면이 적어도 2회 나올 확률을 구하시오.

(4) 1회의 시행에서 사건 A가 일어날 확률은 $\frac{1}{2}$이다. 100회의 독립시행에서 사건 A가 r회 일어날 확률을 $P(r)$로 나타낼 때, $\frac{P(51)}{P(50)}$의 값을 구하시오.

(5) 프로 야구의 한국시리즈에서는 호랑이 팀과 사자 팀이 맞붙었는데 7전 4선승하면 우승팀이 된다. 두 팀의 승률이 반반이라고 할 때, 한국시리즈의 우승팀이 다섯 번째 경기에서 결정될 확률을 구하시오(단, 비기는 경우는 없다고 한다).

5) 기댓값

기댓값이란 한 번의 시행에 의하여 기대할 수 있는 상금이나 점수 등의 평균값을 말한다.

사건 A, B, C 가 동시에 일어나지 않을 때, 사건 A, B, C 가 일어날 확률이 각각 p, q, r 이고 상금이 각각 a, b, c 원이라면 상금의 기댓값은 $ap+bq+cr$ 이다.

예제 4.8

(1) 100장의 복권에 대하여 다음 표와 같이 상금을 줄 때, 복권 한 장을 산다면 얼마의 상금을 기대할 수 있겠는가? *4000원*

〈표 4-2〉 상금의 기대값

등 급	복권의 매수	상 금 (원)
1 등	1	100000
2 등	4	50000
3 등	10	10000
꽝	85	0

(2) 한 개의 동전을 던져서 앞면이 나오면 2000원을 받고, 뒷면이 나오면 1000원을 주기로 하였다. 동전 한 개를 던질 때, 상금의 기댓값을 구하시오. *500원*

(3) 주사위를 던져서 나온 눈의 100배의 금액을 상금으로 받기로 하였다. 주사위를 한 번 던질 때의 기댓값을 구하시오. *350원*

(4) 제욱이는 사격에서 평균 2발 중 1발을 명중시킨다고 한다. 제욱이가 2발을 쏘아 모두 명중시키면 12000원, 1발만 명중시키면 2000원을 받고, 둘 다 명중시키지 못하면 8000원을 주기로 하였다. 제욱이가 2발을 쏠 때, 상금의 기댓값을 구하시오. *2000원*

(5) 어느 과일 가게에서 사과를 파는데, 10개를 팔면 1200원의 이익이 생긴다고 한다. 그런데 100개마다 2개씩의 썩은 사과가 나오고 그 때마다 2000원씩 손해가 난다고 할 때, 이 사과를 한 개 팔 때마다 생기는 이익의 기댓값을 구하시오. *97.6원*

문제 4.8

(1) 두 개의 동전을 동시에 던져서 둘 다 같은 면이 나오면 1000원, 서로 다른 면이 나오면 2000원을 받기로 하였다. 두 개의 동전을 동시에 던질 때, 상금의 기댓값을 구하시오.

(2) 다음 표는 상자에 들어 있는 구슬의 수와 상금을 나타낸 것이다. 상자에서 임의로 한 개의 구슬을 꺼낼 때의 기댓값이 8000원이면, 초록색 구슬은 모두 몇 개인가?

〈표 4-3〉 구슬의 기댓값

색 깔	구슬의 갯수	상 금 (원)
빨 강	1	50000
파 랑	4	25000
노 랑	10	5000
초 록		4000

(3) 1에 4까지의 숫자가 적혀 있는 4장의 카드가 있다. 이 중에서 2장의 카드를 꺼내 두 자리의 정수를 만들 때, 4의 배수이면 4000원을 받고, 4의 배수가 아니면 1000원을 주기로 하였을 때, 상금의 기댓값을 구하시오.

(4) 주머니 속에 흰 공 4개와 검은 공 3개가 들어 있다. 이 주머니에서 한 번에 2개의 공을 꺼낼 때, 같은 색이면 7000원을 받고, 다른 색이면 3500원을 주기로 하였다. 어떤 사람이 4000원을 주고 주머니 속에서 2개의 공을 꺼낼 때, 얼마의 이익 또는 손해를 기대할 수 있는가?

(5) 어떤 공장의 제품 1개에 대하여 그 제품이 합격품이면 1000원의 이익을 얻고, 불량품이면 8000원의 손해를 본다고 한다. 제품 100개 중 2개꼴로 불량품이 있다고 할 때, 이익금을 50000원 이상 하려면 몇 개 이상의 제품을 생산해야 하는가?

3 확률분포

1) 이산확률변수와 확률분포

확률변수 X가 유한개의 값 $x_1, x_2, \cdots, x_n$을 취하고 X가 이들 값을 가질 확률이 $p_1, p_2, \cdots, p_n$일 때, X를 이산확률변수라 한다. 이산확률변수 X가 가지는 값과 그 값을 가질 확률과의 대응 관계를 X의 확률분포라고 한다.

확률변수 X의 확률분포를 다음과 같이 표로 나타낸 것을 확률변수 X의 확률분포표라고 한다.

〈표 4-4〉 확률분포

X	x_1	x_2	$\cdots$	x_i	$\cdots$	x_n	합계
$P(X=x_i)$	p_1	p_2	$\cdots$	p_i	$\cdots$	p_n	1

확률분포의 성질은

$$0 \leq p_i \leq 1, \quad \sum_{i=1}^{n} p_i = 1, \quad P(a \leq X \leq b) = \sum_{x=a}^{b} P(X=x)$$

이다.

예제 4.9

(1) 모양과 크기가 같은 흰 공 3개와 노란 공 2개가 들어 있는 주머니가 있다. 동시에 2개의 공을 꺼낼 때, 노란 공의 개수 X의 확률분포를 표로 나타내고, 노란공을 적어도 한 개 꺼낼 확률을 구하시오. *7/10*

(2) 확률변수 X의 확률분포가 아래와 같을 때, $P(X^2-X-2<0)$의 값을 구하시오. *2/3*

〈표 4-5〉 확률분포

X	−2	0	1
P(X=x)	$\frac{1}{3}$	$\frac{1}{4}$	a

문제 4.9

(1) 남자 2명, 여자 4명 중에서 제비를 뽑아 3명의 위원을 선출한다. 선출된 남자 위원의 수를 X라 할 때, X의 확률분포표를 작성하시오.

(2) 두 개의 주사위를 던질 때 나오는 눈의 수의 합을 X라 할 때, X의 확률분포표를 작성하고, 확률 $P(2 \leq X \leq 7)$을 구하시오.

2) 이산확률변수의 평균과 표준편차

(1) 평균(기댓값) : $m = E(X) = \sum_{i=1}^{n} x_i p_i$

(2) 분산 : $V(X) = \sum_{i=1}^{n} (x_i - m)^2 p_i$

$$= \sum_{i=1}^{n} x_i^2 p_i - m^2$$

$$= E(X^2) - \{E(X)\}^2$$

(3) 표준편차 : $\sigma(X) = \sqrt{V(X)}$

(4) 확률변수 X에 대하여 확률변수 $Y = aX + b$ 의

① $E(Y) = E(aX+b) = aE(X) + b$

② $V(Y) = V(aX+b) = a^2 V(X)$

③ $\sigma(Y) = \sigma(aX+b) = |a|\sigma(X)$

예제 4.10

(1) 주사위 한 개를 던질 때, 나오는 눈의 수 X의 평균 $E(X)$를 구하시오. *3.5*

(2) 세 개의 동전을 동시에 던질 때, 나오는 앞면의 개수 X의 평균 $E(X)$를 구하시오. *1.5*

(3) 두 개의 동전을 동시에 던질 때, 나오는 앞면의 개수 X의 표준편차를 구하시오.
표준편차 : $1/\sqrt{2}$

(4) 흰 공 7개와 검은 공 3개가 들어 있는 주머니에서 동시에 4개의 공을 꺼낸다. 이 때, 꺼낸 흰 공이 나오는 개수를 확률변수 X라 할 때, X의 표준편차를 구하시오. *표준편차 : $\sqrt{14}/5$*

(5) 확률변수 의 확률분포가 다음 표와 같을 때, 다음을 구하시오.

〈표 4-6〉 확률분포

X	1	2	3	4	5	계
$P(X=x)$	$\frac{1}{5}$	$\frac{1}{5}$	$\frac{1}{5}$	$\frac{1}{5}$	$\frac{1}{5}$	1

① 확률변수 X의 평균과 표준편차 *평균 : 3, 표준편차 : $\sqrt{2}$*

② 확률변수 $Z=\dfrac{X-m}{\sigma}$(표준화된 확률변수)의 평균과 표준편차
평균 : 0, 표준편차 : 1

문제 4.10

(1) 10개의 제비 중에 상금이 10000원인 1등 당첨 제비가 1개, 상금이 5000원인 2등 당첨 제비가 3개 들어 있다. 여기서 한 개의 제비를 뽑을 때, 상금 X의 $\sigma(X)$를 구하시오.

(2) 한 개의 주사위를 던져서 나오는 눈의 수를 X라 할 때, 확률변수 $2X+3$의 평균과 분산, 표준편차를 구하시오.

(3) 확률변수 X가 1, 2, 3, ⋯, 10의 값을 갖고, $P(X=k)=ak+b$를 만족한다. X의 평균 $E(X)=4$일 때, $a+b$의 값을 구하시오.

(4) 한 달 동안 학생들이 지각한 횟수를 표로 만들어 보았더니 아래와 같았다. 한 번 지각할 때마다 벌금을 500원씩 내기로 했다면 학생 한 명이 낸 벌금의 평균은 얼마인지 구하시오.

〈표 4-7〉

지각횟수	0	2	3	5	계
벌금(원)	0	1000	1500	2500	
학생수	15	6	6	3	30

(5) 두 개의 동전을 던져서 앞면이 나오는 개수를 X라 할 때, 다음 물음에 답하시오.

〈표 4-8〉 확률분포

X	0	1	2	계
$P(X)$	$\frac{1}{4}$	$\frac{1}{2}$	$\frac{1}{4}$	1

① $E(X)$와 $V(X)$를 구하시오.

② $4X$의 평균과 분산을 구하고, $E(X)$, $V(X)$를 비교하시오.

③ $4X+5$의 평균과 분산을 구하고, $E(X)$, $V(X)$를 비교하시오.

3) 이항분포

어떤 시행에서 사건 A가 일어날 확률이 p일 때, n회의 독립시행에서 어떤 사건 A가 일어나는 횟수를 X로 갖는 확률분포는

$$P(X=r)={}_nC_r p^r q^{n-r}\ (\text{단},\ q=1-p, r=0,1,2,\cdots,n)$$

따라서, X의 확률분포표는 다음과 같다.

〈표 4-9〉 확률분포

X	0	1	2	$\cdots$	n	합계
$P(X=x_i)$	${}_nC_0\ p^0q^n$	${}_nC_1\ p^1q^{n-1}$	${}_nC_2\ p^2q^{n-2}$	$\cdots$	${}_nC_n\ p^nq^0$	1

이와 같은 확률분포를 이항분포라 하고, $B(n,p)$로 나타낸다.
확률변수 X가 이항분포 $B(n,p)$를 따를 때,

$E(X)=np$,

$V(X)=npq$,

$\sigma(X)=\sqrt{npq}$

이다.

예제 4.11

(1) 타율이 2할 5푼인 야구 선수가 타석에 4회 들어설 때, 3회 이상 안타를 칠 확률을 구하시오. *13/256*

(2) 완치율이 80%인 어떤 병을 앓고 있는 5명이 치료를 받고 있다. 완치자의 수를 X 라고 할 때, 이 중에서 4명 이상이 완치될 확률을 구하시오. *2304/3125*

(3) 이항분포 $B(450, \frac{1}{3})$의 평균, 분산, 표준편차를 구하시오.

$$E(X) = np = 150,\ \ V(X) = npq = 100,\ \ \sigma(X) = \sqrt{npq} = 10$$

(4) C대학교 의약관리학과의 지난 5년간 지원자의 평균 2%의 지원자가 색맹인 것으로 조사되었다. 2012년 지원자 중에서 색맹인 비율이 예년과 같다고 하면 임의로 추출된 40명의 지원자 중에서 색맹인 지원자가 2명 이하일 확률을 Excel을 사용하여 구하여라.

$n = 40, p = 0.02$ *인 이항분포에서 2이하의 누적확률을 구하는 문제이다. '함수 마법사'에서* BINOM.DIST *을 선택하고 다음과 같이 입력하면 0.9543을 얻을 수 있다.*

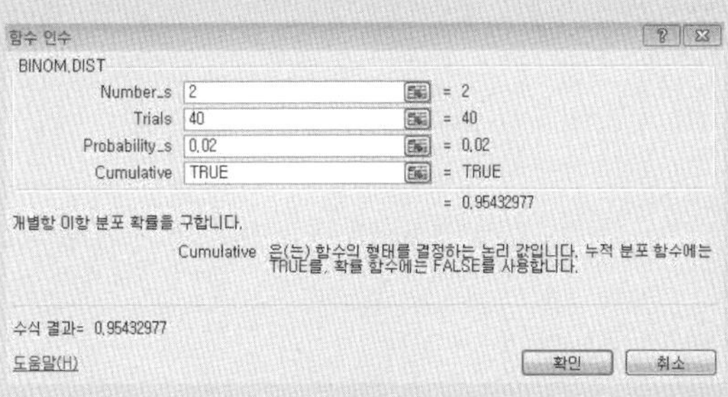

〈그림 4-5〉 '이항분포' 마법사

문제 4.11

(1) 확률변수 X가 이항분포 $B(4, \frac{1}{2})$을 따를 때, $P(X=2)$를 구하시오.

(2) 흰 공 2개와 검은 공 3개가 들어 있는 상자에서 1개의 공을 꺼내어 보고 다시 넣는 시행을 10번 반복할 때, 흰 공이 나오는 횟수의 평균과 분산을 구하시오.

(3) 확률분포 X의 확률분포가

$$P(X=r) = {}_{72}C_r \left(\frac{1}{6}\right)^r \left(\frac{5}{6}\right)^{72-r} (\text{단}, r = 0, 1, 2, \cdots, 72)$$

일 때, X의 평균과 분산을 구하시오.

(4) 한 개의 동전을 3회 던지는 시행에서 앞면이 나오는 횟수를 X라 할 때, $2X-1$의 평균과 표준편차를 구하시오.

(5) 어떤 씨앗의 발아율은 80%이다. 1000개를 파종할 때, 발아하는 씨앗 개수 X의 평균과 표준편차를 구하시오.

4) 정규분포

연속확률변수 X의 확률밀도함수 $f(x)$가

$$f(x) = \frac{1}{\sqrt{2\pi}\,\sigma} e^{-\frac{(x-m)^2}{2\sigma^2}} \quad (-\infty < x < \infty)$$

으로 주어질 때, 확률변수 X는 정규분포를 따른다고 하고, 함수 $f(x)$의 그래프를 정규분포곡선 또는 정규곡선이라고 한다. 확률변수 X는 평균이 m, 분산이 σ^2인 정규 분포를 따른다고 하고, 기호로 $N(m, \sigma^2)$과 같이 나타낸다.

확률변수 X가 정규분포 $N(m, \sigma^2)$을 따를 때, 새로운 확률변수 $Z = \frac{X-m}{\sigma}$이라 하면 Z는 $m=0$, $\sigma=1$인 정규분포 $N(0,1)$을 따른다. 이 때, 평균이 0, 표준편차가 1인 정규분포 $N(0,1)$을 표준정규분포라고 한다. 즉,

$$P(a \le X \le b) = P\left(\frac{a-m}{\sigma} \le Z \le \frac{b-m}{\sigma}\right)$$

이다.

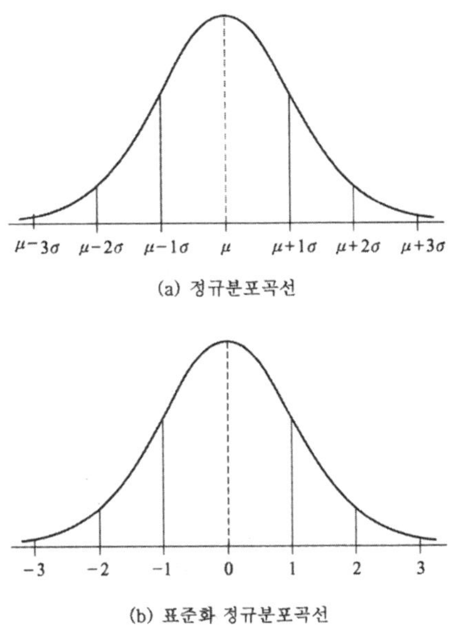

〈그림 4-6〉 정규분포곡선과 표준정규분포곡선의 비교

확률변수 X가 이항분포 $B(n,p)$에 따를 때, n이 충분히 크면 X는 근사적으로 정규분포 $N(np, npq)$을 따른다.

〈그림 4-6〉에서 정규분포 곡선을 보았다. 이번에는 평균이 50이고 표준편차가 3인 정규분포의 확률밀도함수의 그래프를 Excek을 사용하여 그려보자. 먼저 〈그림 4-7〉과 같이 입력하자.

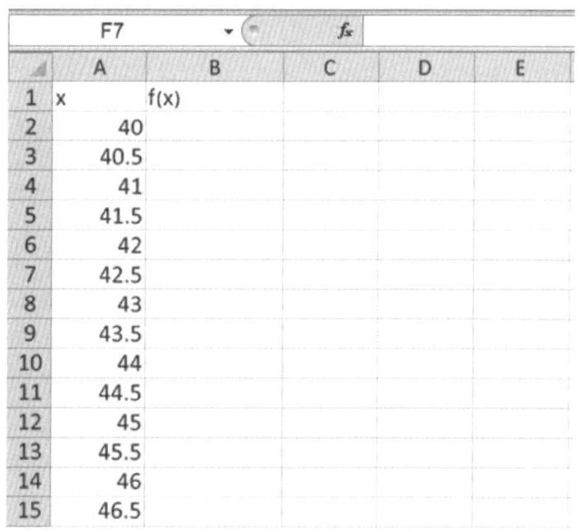

	A	B	C	D	E
1	x	f(x)			
2	40				
3	40.5				
4	41				
5	41.5				
6	42				
7	42.5				
8	43				
9	43.5				
10	44				
11	44.5				
12	45				
13	45.5				
14	46				
15	46.5				

〈그림 4-7〉

'함수 마법사'에서 다음과 같이 입력하고 확인 을 누른다.

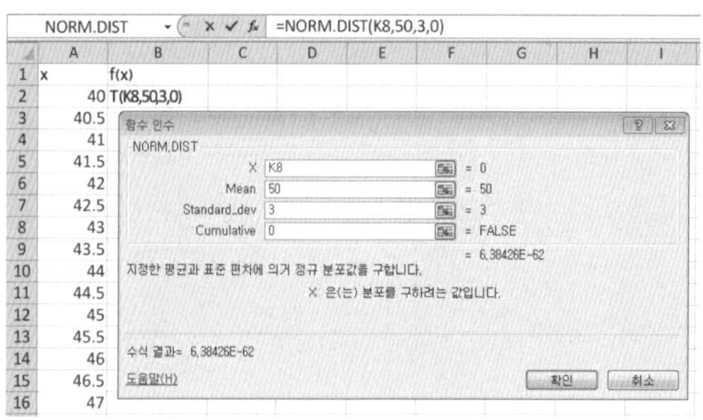

〈그림 4-8〉 'NORMDIST'함수의 대화상자

	A	B
1	x	f(x)
2	40	0.000514093
3	40.5	0.000883659
4	41	0.001477283
5	41.5	0.002402033
6	42	0.003798662
7	42.5	0.005842767
8	43	0.00874063
9	43.5	0.012717541
10	44	0.017996989
11	44.5	0.024770388
12	45	0.033159046
13	45.5	0.043172532

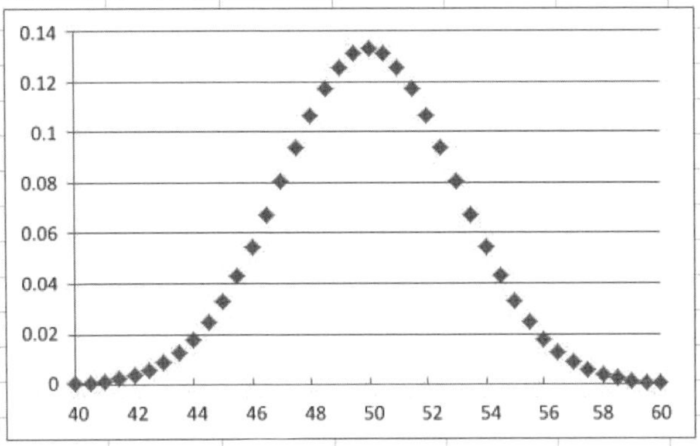

〈그림 4-9〉 평균 50, 표준편차 3인 정규분포의 확률밀도 함수

예제 4.12

(1) 확률변수 Z가 표준정규분포 $N(0,1)$을 따를 때, 다음 확률을 구하시오.

① $P(Z \le -1.47) = 0.0708$

② $P(-1.96 \le Z \le 1.96) = 0.9500$

③ $P(1.00 \le Z \le 2.00) = 0.1359$

(2) 확률변수 X가 정규분포 $N(10, 4^2)$ 을 따를 때, $P(6 \le X \le 15)$를 구하시오.

$P(-1.00 \le Z \le 1.25) = 0.7357$

(3) 의약관리학과 학생 60명의 통계학 시험 성적은 평균이 65점이고, 표준편차가 5점인 정규분포를 따른다고 한다. 성적이 60점에서 80점 사이의 학생은 몇 명인지 구하고 임의로 선택한 학생의 성적이 80점 이상일 확률을 Excel을 사용하여 구하여라.

이 문제의 해결을 위해서는 구간을 두 부분으로 나누어야 한다. 첫 번째 구간은 60점에서 65점 사이의 확률이고, 두 번째 구간은 65점에서 80점 사이의 확률이다. $x=60$ *과* $x=80$ *일 때의* z *값을 〈그림 4-10〉과 같이 구하면* $z=-1$*과* $z=3$ *이다.*

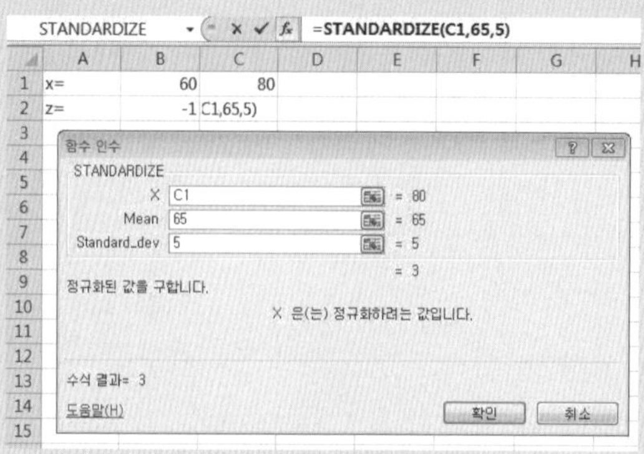

〈그림 4-10〉 'STANDRDIZE'함수

성적이 60점 ~ 80점 사이에 있을 확률은

B3 =NORM.DIST(80,50,5,1)-NORM.DIST(60,65,5,1)

	A	B	C	D	E	F	G	H
1	x=	60	80					
2	z=	-1	3					
3		0.841345						
4								

〈그림 4-11〉 '수식 입력줄'을 사용한 확률의 계산

이다. 따라서 60점에서 80점 사이의 학생은 60 × 0.841 = 50.48 이므로 약 51명이다. 또, $P(X \leq 80)$ *을 구하여보자.*

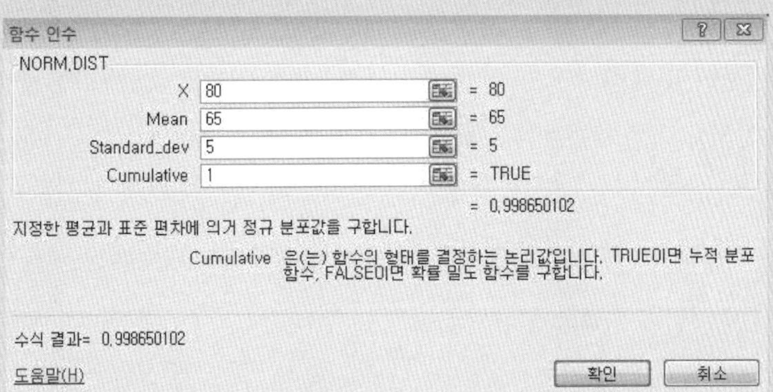

〈그림 4-12〉 'NORMDIST'함수의 대화상자

따라서

$$P(X > 80) = 1 - P(X \leq 80) = 1 - 0.99865 = 0.00135$$

이다.

문제 4.12

(1) 확률분포 X의 확률분포가

$$P(X=r)={}_{720}C_r\left(\frac{1}{6}\right)^r\left(\frac{5}{6}\right)^{720-r}\ (\text{단},\ r=0,1,2,\cdots,720)$$

로 주어질 때, $P(100 \le X \le 150)$을 구하시오.

(2) 영주가 아침에 학교까지 가는데 걸리는 시간은 평균 20분이고, 표준편차가 4분인 정규분포를 따른다고 한다. 어느 날 등교 시간 25분 전에 집에서 출발하여 학교로 갈 때, 영주가 지각할 확률을 구하시오.

(3) 불량품이 10% 섞여 있는 제품 중에서 100개를 임의로 꺼냈을 때, 불량품이 16개 이상 나올 확률을 구하시오.

(4) 한 개의 주사위를 450회 던졌을 때, 3의 배수의 눈이 나오는 횟수가 130 이상 170 이하일 확률을 구하시오.

(5) 확률변수 X가 정규분포 $N(0,1)$을 따를 때, 다음 등식을 만족하는 k의 값을 구하시오.

① $P(m-k\sigma \le X \le m+k\sigma)=0.95$

② $P(m-k\sigma \le X \le m+k\sigma)=0.95$

4 통계적 추정

1) 모집단과 표본평균의 분포

모평균 m, 모표준편차 σ인 모집단에서 크기가 n인 표본을 임의추출할 때, 표본평균 $\overline{X}$의 분포는

$$E(\overline{X}) = m,$$

$$V(\overline{X}) = \frac{\sigma^2}{n},$$

$$\sigma(\overline{X}) = \frac{\sigma}{\sqrt{n}}$$

이다.

모집단이 정규분포 $N(m, \sigma^2)$을 따르면 표본평균 $\overline{X}$의 분포는 n의 크기에 관계없이 정규분포 $N(m, \frac{\sigma^2}{n})$을 따른다.

예제 4.13

(1) 모집단의 확률변수 X의 확률분포가 아래의 표와 같을 때, 이 모집단에서 크기가 5인 표본을 임의로 추출할 때, 표본평균 $\overline{X}$의 평균과 분산을 구하시오.

평균 : 2.3, 분산 : 0.41/5=0.082

〈표 4-10〉 확률분포

X	1	2	3
P(X)	0.1	0.5	0.4

(2) 어떤 공장에서 생산하는 참치통조림의 무게는 정규분포 $N(300, 40^2)$을 따른다고 한다. 이 중에 100개의 표본을 임의추출할 때, 표본평균 $\overline{X}$의 $E(\overline{X})$, $\sigma(\overline{X})$를 구하시오.

평균 : 300, 표준편차 : 4

(3) 모평균이 50, 모분산이 100인 모집단에서 크기가 25인 표본을 임의로 추출할 때, 그 표본평균 $\overline{X}$가 53보다 클 확률을 구하시오.

$N(50, 2^2), P(\overline{X} \geq 53) = P(Z \geq 1.5) = 0.0668$

문제 4.13

(1) 0, 2, 4, 6, 8의 숫자가 하나씩 적힌 5개의 공이 들어 있는 상자가 있다. 이 중에서 2개의 공을 복원추출할 때, 다음 물음에 답하시오.

① 공에 적힌 숫자를 X라 할 때, X의 평균 m과 분산 σ^2을 구하시오.

② 표본평균 $\overline{X}$ 의 확률분포표를 작성하시오.

③ 표본평균 $\overline{X}$ 의 평균 $E(\overline{X})$와 분산 $V(\overline{X})$를 구하시오.

(2) 모평균이 50, 모분산이 9인 모집단에서 크기가 16인 표본을 복원추출할 때, 표본평균 $\overline{X}$ 의 평균 $E(\overline{X})$와 표준편차 $\sigma(\overline{X})$ 를 구하시오.

(3) 물리치료학과 1학년 남학생의 가슴둘레의 길이는 평균 87㎝, 표준편차가 5㎝인 정규분포를 따른다고 한다. 이 학생들 중에서 임의 추출된 25명의 가슴둘레의 길이의 평균을 $\overline{X}$ 라 할 때, $P(86 \leq \overline{X} \leq 89)$를 구하시오.

(4) 어느 회사에서 생산하는 건전지의 수명은 평균이 40시간, 표준편차가 8시간인 정규분포를 따른다고 한다. 이 제품 중에서 100개의 표본을 임의추출했을 때, 표본의 평균 수명이 39시간 이상 42시간 이하일 확률을 구하시오.

(5) 어느 회사에서 하루 9000개의 버터를 생산한다. 생산되는 버터의 무게는 평균 100g, 표준편차 1g인 정규분포를 따른다고 한다. 버터 9개를 한 상자에 넣어 판매하는데 제품 검사에서 한 상자의 무게가 894g이하인 것을 불량품으로 판정한다면, 불량품은 하루 평균 몇 상자가 생기는지 구하시오(단, 상자의 무게는 생각하지 않는다).

2) 모평균의 추정

표본에서 얻은 자료를 근거로 하여 모집단의 평균 표준편차를 추측하는 것을 추정이라고 한다. 모집단이 정규분포 $N(m,\sigma^2)$을 따르면 표본평균 $\overline{X}$의 분포는 정규분포 $N(m,\frac{\sigma^2}{n})$에 가까워지므로 $Z=\frac{\overline{X}-m}{\frac{\sigma}{\sqrt{n}}}$은 표준정규분포 $N(0,1)$을 따른다.

표준정규분포에서

$$P(-1.96 \le Z \le 1.96) = 0.95$$

$$\Rightarrow P(-1.96 \le \frac{\overline{X}-m}{\frac{\sigma}{\sqrt{n}}} \le 1.96) = 0.95$$

$$\Rightarrow P(\overline{X}-1.96\frac{\sigma}{\sqrt{n}} \le m \le \overline{X}+1.96\frac{\sigma}{\sqrt{n}}) = 0.95$$

일 때, 0.95를 95%의 신뢰도, 모평균의 존재 구간을 신뢰구간이라고 한다.

모집단의 분포가 정규분포 $N(m,\sigma^2)$을 따르고, 모집단에서 임의추출한 크기가 n인 표본이 $\overline{X}$일 때, 모평균 m은 다음 범위에 존재한다.

(1) 95%의 신뢰도일 때 $\overline{X}-1.96\frac{\sigma}{\sqrt{n}} \le m \le \overline{X}+1.96\frac{\sigma}{\sqrt{n}})$

(2) 99%의 신뢰도일 때 $\overline{X}-2.58\frac{\sigma}{\sqrt{n}} \le m \le \overline{X}+2.58\frac{\sigma}{\sqrt{n}})$

신뢰도 95%의 의미는 모평균이 신뢰구간에 들어 있다고 추정할 때, 옳을 확률이 95%라는 뜻이다.

신뢰도가 95%일 때의 신뢰구간의 폭은 $2\times1.96\frac{\sigma}{\sqrt{n}}$이고, 신뢰도가 99%일 때의 신뢰구간의 폭은 $2\times2.58\frac{\sigma}{\sqrt{n}}$이다.

σ는 모집단의 표준편차이지만 실제로 모르는 경우가 많다. 이때는 표본표준편차를 사용하기도 한다.

예제 4.14

(1) 모표준편차가 4로 알려진 정규분포를 따르는 모집단에서 크기가 64인 표본을 임의추출할 때, 표본평균이 50이었다. 모평균 m에 대한 신뢰도 95%인 신뢰구간을 추정하시오. *$49.0 \le m \le 250.98$*

(2) 물리치료학과 학생 중에서 25명을 임의 추출하여 몸무게를 조사하였더니, 평균이 58.5㎏, 표준편차가 6.2㎏이었다. 물리치료학과 학생 전체의 몸무게의 평균을 Excel을 사용하여 신뢰도 99%로 추정하시오.
먼저, 함수 마법사 대화상자에서 'CONFIDENCE'를 선택하여 다음과 같이 입력한다.

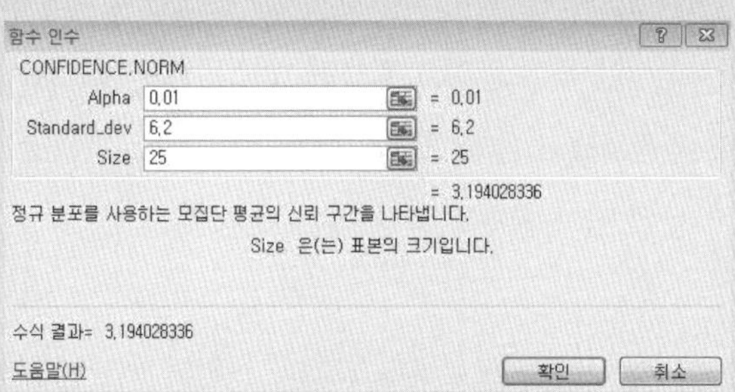

〈그림 4-13〉 'CONFIDENCE' 대화상자

〈그림 4-13〉에서 보듯이 구하는 값은 3.194이다. 따라서 평균에 대한 99% 신뢰구간은

$$\overline{X} \pm k\frac{\sigma}{\sqrt{n}} = 58.5 \pm 3.194 = (55.206\ ,\ 61.694)$$

가 된다.

문제 4.14

(1) 어느 해에 출생한 신생아의 평균 체중을 조사하기 위하여 그 해에 대학종합 병원에서 태어난 100명의 신생아의 체중을 조사한 결과 평균이 3.0㎏, 표준편차가 0.5㎏이었다고 한다. 그 해에 출생한 신생아의 체중의 평균을 95%의 신뢰도로 추정하시오.

(2) M군에서 임의로 추출한 2500세대에 대하여 연간 쌀 구입량을 조사했더니 평균 120㎏, 표준편차가 40㎏이었다. 전국의 쌀 구입량은 정규분포를 따른다고 할 때, 전국의 한 세대 당 평균 쌀 구입량을 신뢰도 99%로 추정하시오.

(3) H제과 회사에서 생산되는 과자의 무게는 정규분포를 따르고 표준편차는 10g이다. 이 회사에서는 품질 관리를 위하여 과자의 실제 무게에 대한 평균을 신뢰도 95%로 추정하려고 한다. 신뢰구간의 길이를 5g 이하로 하기 위해서는 표본의 크기 n 을 얼마 정도가 적당한지 구하시오.

(4) 정규분포를 따르는 모집단으로부터 크기가 n 인 임의표본을 추출하여 같은 신뢰도로 모평균을 추정하려고 한다. 이 때, 표본의 크기가 n 인 경우의 신뢰구간의 폭은 표본의 크기가 $4n$ 인 경우의 신뢰구간의 폭의 몇 배인지 구하시오.

3) 모평균에 대한 통계적 가설검정

통계적 가설검정 또는 검정란 모수에 대한 가정 즉 가설을 세우고, 모집단으로부터 표본의 함수인 검정통계량의 값에 따라 가설을 버릴지 취할지를 판정하는 것을 말한다.

검증은 우리가 알고자 하는 바를 직접 증명하지 못하고 부정에 의한 간접 증명의 논리에 근거하고 있다. 즉 다음과 같은 사고에 근거를 두고 있다.

① 가설을 세울 때 반드시 두 개의 가설을 세운다. 무(無)에 귀착하는 의도로 설정되는 가설인 귀무가설 H_0와 귀무가설에 상반되는 가설인 대립가설 H_1이 있다.

② 가설을 세울 때는 다음과 같은 규칙에 유의해야 한다.

㊀ 결론으로 이끌어내고 싶은 가설을 대립가설로, 대립가설에 반대되는 가설을 귀무가설로 정한다.

㊁ 식이 단순하면 확률의 정리가 잘 응용될 수 있기 때문에 귀무가설은 단순하게 정한다.

㊂ 귀무가설로 생각하여 확률의 논의에서 맞지 않게 될 때는 '유의하다'고 하고, 귀무가설을 기각한다. 그렇게 차이가 보여 지지 않을 때는 '유의하지 않다'고 하고, 귀무가설을 기각할 수 없다. 귀무가설이 사실인데도 불구하고 기각하는 오류를 제 I 종 오류라고 하고, 이 오류를 범할 확률을 유의수준(significance level)이라 하고 α 로 나타낸다.

통계적 가설검정은 다음과 같은 여섯 단계로 구성된다.

step 1. 귀무가설, 대립가설, 유의수준을 설정한다.

step 2. 표본을 추출한다.

step 3. 표본평균과 표본표준편차를 계산한다.

step 4. 검정통계량의 값을 계산한다.

step 5. 유의수준으로부터 도출된 기각값과 검정통계량의 값을 비교한다.

step 6. 가설을 기각할 수 있는지 없는지를 판단하고, 결론을 이끌어낸다.

예제 4.15

2010년 H군에 거주하는 50세 이상 성인의 평균 체중은 56㎏인 것으로 알려져 있다. 2008년 현재 H군에 거주하는 50세 이상 성인의 평균 체중이 56㎏보다 클 것이라 생각한다. 이 가설을 검증하기 위해서 조사자는 2008년 현재 H군에 거주하는 50세 이상 성인 37명을 무작위로 추출하여 몸무게를 조사하였더니 $\bar{x} = 59,\ s = 9$로 나왔다. 기각역을 $\alpha = 0.025$로 정하고 H군에 거주하는 50세 이상 성인의 평균 체중에 대한 가설검정을 시행하여라. 여기서 σ는 s로 대치할 수 있다고 가정한다.

『풀이』

1. 가설을 세운다.

귀무가설 $H_0 : \mu = 56$, *대립가설* $H_1 : \mu > 56$

2. 표본평균을 계산한다.

$\bar{x} = 59$

3. 검정통계량 을 계산한다.

$\bar{X}$*가* $\mu = 56$ *로부터 표준오차 단위로 얼마나 떨어져 있는지를 결정하기 위해* $\bar{X}$*의* z *값을 구한다.*

$$z = \frac{\bar{x} - \mu}{\sigma_{\bar{x}}}$$

$\sigma_{\bar{x}}$ *대신* $s_{\bar{x}} = \dfrac{s}{\sqrt{n-1}}$ *을 대입하면*

$$z = \frac{\bar{x} - \mu}{\frac{s}{\sqrt{n-1}}} = \frac{59 - 56}{\frac{9}{\sqrt{37-1}}} = 2$$

4. 검정을 한다.

$\alpha = 0.025$ 이므로 $\overline{X}$가 $\mu > 56$ 로부터 1.96 표준오차보다 더 멀리 떨어져 있게 되면 귀무가설을 기각한다.

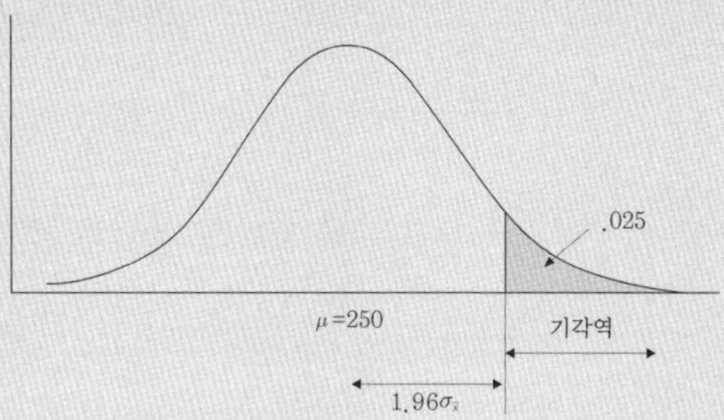

〈그림 4-14〉 $H_1 : \mu > 56$ 이고 $\alpha = 0.025$ 일 때의 기각역

관찰한 $\overline{X}$가 $\mu = 56$ 로부터 1.96 보다 멀리 위치하여 기각역에 있기 때문에 귀무가설을 기각한다. 즉 2004년 현재 H군에 거주하는 50세 이상 성인들의 평균 체중은 56kg보다 크다고 잠정적으로 결론짓는다.

앞의 예제에서 대립가설이 $\mu > 56$ 이기 때문에 조사자는 표본들의 평균값이 표본분포곡선에서 어디에 위치하는지를 조사할 때 μ보다 큰 값이 위치에 있는 분포곡선의 우측 절반만을 살펴보면 된다. 이 경우는 기각역이 $\overline{X}$의 분포곡선 한쪽 끝에만 위치에 있기 때문에 단측검정이라고 한다. 만약 대립가설이 $H_1 : \mu \neq 56$ 이라면 2004년 현재 H군에 거주하는 50세 이상 성인들의 평균 체중은 56kg보다 클 수도 있고 작을 수도 있어서 양측검정(two-tailed test)을 시행해야 한다. 대립가설이 "무엇보다 크다" 또는 "무엇보다 작다"처럼 한쪽 방향만을 고려할 때는 단측검정을 하고 "특정한 것이 아니다"처럼 양쪽 방향을 모두 고려할 때는 양측검정을 시행한다.

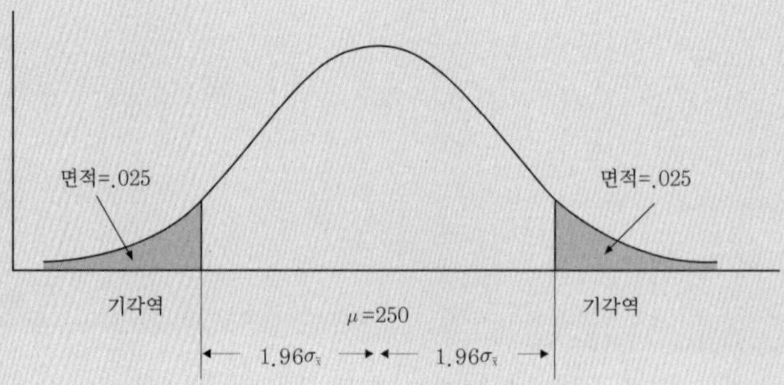

〈그림 4-15〉 $H_1: \mu \neq 56$이고 $\alpha = 0.025$일 때 양측검정의 기각역

4) 제 I 종 오류와 제 II 종 오류

표본을 통해서 가설을 검정하면, 아무리 잘 계획해서 시행해도 어느 정도의 오류는 발생하기 마련이다. 귀무가설이 맞는데도 불구하고 틀렸다고 한다든지, 대립가설이 맞는데도 귀무가설이 맞다고 결론을 잘못내리는 경우가 이에 속한다. 전자의 경우를 제 I 종 오류(Type I error)라 하고 이 오류의 확률은 로 표시하고, 후자를 제 II 종 오류(Type II error)라 하며 이 오류의 확률은 β로 표시한다.

우리는 추리를 하면서 제 I 종 오류와 제 II 종 오류를 동시에 최소화하는 기각역을 구하기를 원한다. 하지만 이들 두 가지 오류는 서로 역의 관계를 가지고 있기 때문에 두 종류의 오류를 동시에 최소화하는 기각역을 찾기는 불가능하다. 왜냐하면 기각역을 오른쪽으로 이동하여 제 I 종 오류를 범할 확률을 줄이면 제 2 종 오류를 범할 확률이 커지게 되기 때문이다. 반대의 경우도 마찬가지이다.

제 I 종 오류와 제 II 종 오류의 차이를 보다 쉽게 이해하기 위하여 법정에서의 판결에 비유해 보자. H_0를 피고인이 무죄, H_1을 피고인이 유죄라고 하면 판사가 실제로 죄가 없는 무죄인 피고인을 유죄로 잘못 판결하는 것은 제 I 종 오류를 범하는 것과 같다. 반대로 실제로 죄가 있는 유죄인 피고인을 무죄로 잘못 판결하는 것은 제 II 종 오류를 범하는 것과 같다.

특별한 경우를 제외하고는 제 I 종 오류가 제 II 종 오류보다 더 중요하게 취급된다. 따라서 제 I 종 오류를 범할 확률을 미리 지정된 확률 이하로 정한 후, 이를 만족하는 값을 결정하게 된다. 이때 제 I 종 오류를 범할 확률의 최대허용한계를 유의수준(significance level)이라 하며 α로 나타낸다. 예를 들어 유의수준 $\alpha = 0.05$인 검정이란 모집단으로부터 같은 크기의 표본을 반복해서 추출하여 검정을 할 때 실제로 참인 귀무가설 H_0을 잘못 기각하는 최대 빈도가 5%이고, 귀무가설 H_0를 채택하여 옳게 판단하는 최소빈도가 95%가 된다는 것을 의미한다.

유의수준 α의 선택에 따라 귀무가설 H_0의 기각역(또는 채택역)이 정해지므로 실험에 앞서 그 크기를 먼저 결정해야 한다. 일반적으로 많이 사용되는 유의수준 α의 값은 0.10, 0.05, 0.01 등이다.

관측된 검정통계량의 값을 기준으로 할 때 제 I 종 오류를 범할 확률을 유의확률(significance probability)또는 $p-$값이라 부른다. 대부분의 통계 처리용 프로그램에서는 $p-$값을 계산하여 출력하며, 이 값을 주어진 유의수준 α의 값과 비교하여 귀무가설의 채택과 기각 여부를 결정하게 된다. $p-$값을 이용할 때의 가설의 선택 기준은

i) $p-$값 $\geq \alpha$ 일 때, 귀무가설 H_0를 채택

ii) $p-$값 $< \alpha$ 일 때, 귀무가설 H_0를 기각

이다.

예제 4.16

예제 4.15)에서 2008년 현재 H군에 거주하는 50세 이상 성인의 평균 체중에 대한 가설검정에서 유의도 수준을 미리 정하지 p-값을 구하여라.

『풀이』

1. 가설을 세운다.

귀무가설 $H_0 : \mu = 56$, *대립가설* $H_1 : \mu > 56$

2. 표본평균을 계산한다.

$\bar{x} = 59$

3. 검정통계량 를 계산한다.

$\bar{X}$가 $\mu = 56$ 로부터 표준오차 단위로 얼마나 떨어져 있는지를 결정하기 위해 $\bar{X}$의 z 값을 구한다.

$$z = \frac{\bar{x} - \mu}{\sigma_{\bar{x}}}$$

$\sigma_{\bar{x}}$ 대신 $s_{\bar{x}} = \frac{s}{\sqrt{n-1}}$ 을 대입하면

$$z = \frac{\bar{x} - \mu}{\frac{s}{\sqrt{n-1}}} = \frac{59 - 56}{\frac{9}{\sqrt{37-1}}} = 2$$

p-값은 귀무가설이 참이라고 가정했을 때($\mu = 56$)에 표본 평균값이 59(kg) 혹은 이보다 큰 값을 관찰할 확률을 말한다. 이 값은 검정 통계값에서 계산한 z 값 2를 가지고 부록에서 작은 부분의 면적을 구한다. 이 확률은 0.0228이다. p-값은 〈그림 3.6〉에 나타나 있다.

4. 결론을 내린다.

이 점정의 p-값은 0.0228이다. 이 확률에 근거해서 우리는 귀무가설을 기각하기에 충분하다고 결론지을 수 있다.

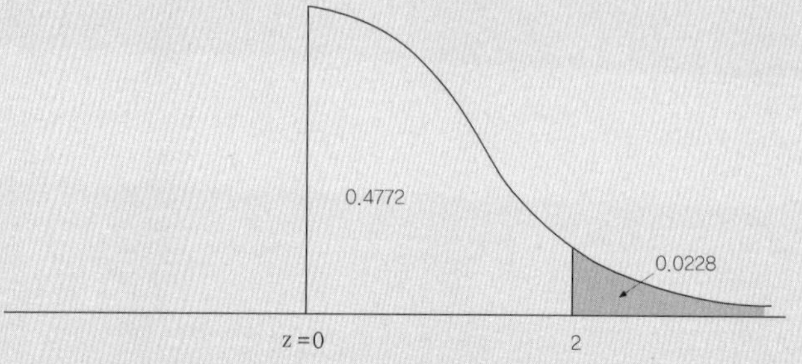

〈그림 4-16〉 H군에 거주하는 50세 이상 성인의 평균 체중에 관한 예의 값

문제 4.15

M시의 중학생 평균 IQ가 99라고 한다. 이 사실이 정확한지를 알아보기 위하여 M시에 거주하는 중학생 50명을 임의로 뽑아 IQ를 측정하였더니 평균이 101, 표준편차가 10이었다. 이 때 평균 IQ가 99라는 가설이 맞는지 $\alpha = 0.05$로 검정하여라.

5) 모집단의 표준편차를 모를 때의 모평균에 대한 추리

지금까지 모평균 μ 에 대한 추정과 검정은 σ 를 아는 경우나 표본의 크기가 충분히 커서 σ 대신 s 로 대치할 수 있는 경우만 알아보았다. 하지만 실제의 경우에는 대부분 σ 를 모르기 때문에 검정통계량 z 값을 구할 수 없다. 여기서는 표본의 크기에 상관없이 σ 을 모를 때 사용할 수 있는 검정방법에 대하여 알아본다. 이 검정방법을 t−검정이라고 한다.

t−검정은 표준오차의 추정값 $s_{\bar{x}}$을 구할 때, σ 대신에 s 를 사용한다. 표본의 크기가 클 때($n > 30$)는 $s_{\bar{x}}$가 $\sigma_{\bar{x}}$의 추정값이 된다. 이 경우에는 우리는 값의 정규분포를 사용하여 검정할 수 있다. 하지만 표본의 크기가 작을 때($n > 30$)는 평균의 표준오차 추정값 $s_{\bar{x}} = \frac{s}{\sqrt{n-1}}$이 더 이상 z−정규분포를 이루지 못한다. 따라서 더 이상 분포를 이용하지 않고 대신에 t−분포를 이용하는 t−검정이 적절하다.

t−검정은 아일랜드의 양조회사인 Guinness Breweries에 근무하면서 술의 질을 평가하는 W. S. Gosset이라는 사람이 그 기초를 제공하였다. 그는 생산된 술의 품질을 검사하는데, 그에게 제공되는 표본의 크기가 작아서 정확한 결론을 내리는 데 어려움이 많았다. Gosset는 표본의 크기가 30보다 작을 때 σ 대신 s 를 사용하게 되면 귀무가설을 잘못 기각할 확률이 설정된 유의 수준 σ 보다 크다는 사실을 발견하였다. 그 후 Gosset는 표본의 크기 n이 30보다 작을 때 적용할 수 있는 분포와 확률을 Student라는 필명으로 발표하였다. 이때부터 표본의 크기가 작을 때는 z 분포 대신 Gosset이 발표한 (Student) t−분포를 사용하여 t−검정한 검정을 사용한다.

표본의 크기가 작으면 표본들의 분포는 정규분포를 벗어난다. 하지만 표본의 크기가 커지면 그 분포의 모양이 정규분포와 거의 같아진다. 따라서 t−분포는 통계값으로부터 얻게 되는 독립적인 정보의 수인 자유도에 따라 분포가 달라진다.

자료의 개수 $n = 6$일 때, t−분포에서 $\alpha = 0.05$수준에서 양측검정을 하기 위한 귀무가설의 수용역과 기각역을 나누는 기준이 되는 임계값(critical values)을 구하여 보자. 부록의 t-분포에서 자유도 일 때, 값이 이다.

반면에 $n = \infty$일 때, t-분포에서 $\alpha = 0.05$ 수준에서 양측검정을 하기 위한 임계값을 구하여 보자. 부록에서 자유도 $df = \infty$일 때 t값이 ± 1.960이다. 이 값은 z 분포에서 $\alpha = 0.05$수준에서 양측검정을 하기 위한 임계값과 같다.

〈그림 4-17〉에서 보는 바와 같이, t-분포는 자료의 개수 n이 변하면 형태가 변한다. n이 클 때는 표준정규분포와 아주 유사하고 표준정규분포로 대신해도 문제가 없다. 하지만 n이 작아지면 평평하게 되고 동시에 양끝 부분을 멀리까지 넓히게 된다.

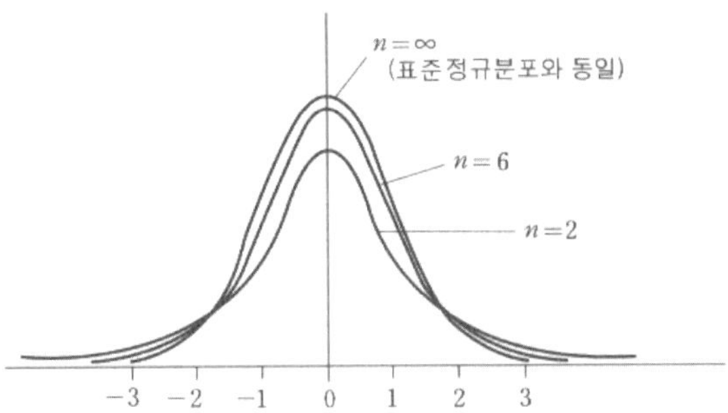

〈그림 4-17〉 분포의 형태

t-분포는 다음과 같은 특징을 갖는다.

① t-분포는 0을 기준으로 좌우대칭을 이룬다.

② t-분포는 자유도에 따라 분포가 달라진다.

③ t-분포는 다음과 같이 표현된다.

$$t = \frac{\bar{x} - \mu}{\frac{s}{\sqrt{n-1}}}, \quad df = n - 1$$

④ t-분포는 표본의 크기가 커질수록 분포에 근접한다.

6) 모 표준편차 σ를 모를 때의 모평균 μ에 대한 가설검정

모집단의 표준편차 σ를 모를 때 μ에 대한 통계적 가설검정을 할 때에도 앞에서 공부하였던 통계적 가설검정의 여섯 단계를 따르는데, 차이는 검정통계에서 z 검정 대신에 t-검정을 한다는 점이 다르다. 앞에서 μ에 대한 가설검정을 할 때는 검정통계에서 z 검정을 사용하였다. 그러나 z 검정을 사용할 수 있는 경우는 σ를 알고 있는 경우와 모르고 있더라도 표본의 크기가 충분히 커서 $(n > 30)$ $\sigma_{\bar{x}}$의 추정값 $s_{\bar{x}}$가 정규분포에 근접하기 때문에 z 값의 정규분포를 사용할 수 있는 경우로 제한되었다. 하지만 표본의 크기와 상관없이 σ를 모르는 경우에서 μ에 대한 가설검정을 할 때는 t-검정이 더 정확하다. t-검정을 사용하기 위해서는 모집단의 분포가 반드시 정규분포를 이루어야 한다.

σ를 모를 때의 μ에 대한 신뢰구간은 σ를 알고 있을 때 μ에 대한 신뢰구간을 구하는 방법과 같다. 다만 z를 t로 대치하고 σ를 s로 대치하면 된다.

σ를 모를 때의 μ에 대한 $100(1-\alpha)\%$ 신뢰구간을 구하는 방법은 다음과 같다.

$$\bar{x} \pm t_{\frac{\alpha}{2}} \frac{s}{\sqrt{n-1}}, \quad df = n-1$$

예제 4.17

H군의 가정에서 사용하고 있는 냉장고의 평균수명이 15년이라고 알려져 있다. 이러한 사실을 확인하기 위해 임의로 H군에서 25가구의 과거의 냉장고의 수명을 조사한 결과 $\bar{x} = 14.2$년, $s = 2.5$ 년을 얻었다. 냉장고의 수명이 정규분포를 따른다고 가정하고, 유의수준 $\alpha = 0.01$로 냉장고의 평균수명이 15년이라고 할 수 있는지를 검정하여라.

풀이

냉장고의 평균 수명을 μ 라고 하면,

1. 가설을 세운다.

$H_0 : \mu = 15 \quad H_1 : \mu \neq 15$

2. 유의수준을 정한다.

$\alpha = 0.01$

3. 검정통계량을 계산한다.

$$|t| = \left| \frac{\bar{x} - \mu}{\frac{s}{\sqrt{n-1}}} \right| = \left| \frac{14.2 - 15}{\frac{2.5}{\sqrt{24}}} \right| = 1.57$$

4. 기각역을 구한다.

$$|t| \geq t(df, \frac{\alpha}{2}) = t(24, 0.005) = 2.797$$

5. 결론을 내린다.

검정통계량의 값 $|t| = 1.57 < t(24, 0.005) = 2.797$ 이므로, 귀무가설 H_0를 기각할 수 없다. 즉, 냉장고의 평균 수명은 15년이라고 할 수 있다.

문제 4.16

2004년 현재 H군에 거주하는 50세 이상 성인 10명의 체중(*kg*)이 다음과 같이 주어져 있다. 이 자료를 이용하여 전국에 거주하는 50세 이상 성인의 평균체중에 대한 95% 신뢰구간을 구해 보자. 단 전국에 거주하는 50세 이상 성인의 체중은 정규분포를 한다고 가정한다.

〈표 4-11〉

No.	체중
1	58
2	49
3	55
4	62
5	75
6	62
7	58
8	50
9	51
10	60
계	580

7) 두 모집단의 평균 차 ($\mu_1 - \mu_2$)에 대한 통계적 가설검정

앞에서는 하나의 모수 값에 대한 추리만을 다루었다. 하지만 우리 주변에서는 두 모집단의 평균값들의 차를 비교할 경우를 종종 발견할 수 있다. 예를 들어 비타민을 섭취한 집단과 섭취하지 않은 집단의 비교, 여성과 남성의 언어 능력 차이를 비교하기도 한다.

서로 독립적인 독립표본으로부터 두 모집단의 평균값들의 차에 대한 추리를 하기 위해서는 두 모집단이 정규분포를 이루고, 분산이 같다고 가정하여야 한다. 여기서 독립표본이란 두 모집단으로부터 표본의 임의로 추출했을 때 두 표본들이 서로 아무런 관련이 없을 때를 말한다. 두 모집단의 평균값들의 차에 대한 가장 좋은 추정값은 표본의 평균값들의 차인 $\overline{x_1} - \overline{x_2}$이다.

두 표본들이 서로 아무런 관련이 없는 독립표본일 때 두 모평균의 차이 $\mu_1 - \mu_2$를 δ라고 하면, δ의 가장 좋은 추정값은 표본 평균들의 차 $\hat{\delta} = \overline{x_1} - \overline{x_2}$이고, 분산은 $\sigma_\delta = \frac{\sigma_1^2}{n_1} + \frac{\sigma_2^2}{n_2}$이다. δ의 귀무가설 $\delta_0 = 0$이므로 검정통계량은

$$z = \frac{(\overline{x_1} - \overline{x_2}) - 0}{\sqrt{\frac{\sigma_1^2}{n_1} + \frac{\sigma_2^2}{n_2}}}$$

이고, 이는 표준정규분포를 따른다.

위 식은 모분산 σ_i^2을 아는 경우를 생각했지만, 실제로는 모분산을 모르는 경우가 더 많다. 이 경우에는 모집단의 분산 대신에 표본의 분산을 이용하면 된다. 만약 두 집단의 분산이 서로 같다면 두 표본분산의 합인 합동분산(pooled variance) s_p^2을 사용한다.

$$s_p^2 = \frac{(n_1 - 1)s_1^2 + (n_2 - 1)s_2^2}{n_1 + n_2 - 2}$$

이고,

이때의 검정통계량은

$$t = \frac{\overline{x_1} - \overline{x_2}}{\sqrt{\frac{s_p^2}{n_1} + \frac{s_p^2}{n_2}}}$$

이다. 이 통계량은 자유도 $df = (n_1 - 1) + (n_2 - 1) = n_1 + n_2 - 2$인 t-분포를 따른다.

예제 4.18

C대학교의 남학생 11명과 여학생 11명에 대한 통계학 교과목의 수시고사 성적은 〈표 4-12〉와 같다. 이 학교의 남학생과 여학생의 평균점수가 차이가 있는지를 유의수준 $\alpha = 0.05$로 검정하여라. 단, 통계학 시험 점수는 정규분포를 한다고 가정한다.

〈표 4-12〉 남학생과 여학생의 통계학 교과목의 수시고사 성적

	표본평균	표본분산	학생수
남학생	81	6	11
여학생	84	6	11

풀이

1. 가설을 세운다.

H_0 : 남학생과 여학생의 평균점수는 차이가 없다.

H_1 : 남학생과 여학생의 평균점수는 차이가 있다.

2. 두 표본평균과 분산 그리고 합동분산을 구한다.

$$\overline{x_1} = 81, \quad \overline{x_2} = 84$$

$$s_1^2 = s_2^2 = 36$$

$$s_p^2 = \frac{(11-1)\times 36 + (11-1)\times 36}{11+11-2} = 36$$

3. 검정통계량 t를 계산한다.

$$t = \frac{\overline{x_1} - \overline{x_2}}{\sqrt{\dfrac{s_p^2}{n_1} + \dfrac{s_p^2}{n_2}}} = \frac{81-84}{\sqrt{\dfrac{36}{11} + \dfrac{36}{11}}} = -1.17$$

4. 결론을 내린다.

양측검정이므로 $t(20, 0.025) = 2.086$ 이다. 따라서 $|t| = |-1.17| < 2.086$ 이므로, 귀무가설을 기각할 수 없다. 즉, 남학생과 여학생의 평균점수가 차이가 없다고 할 수 있다.

문제 4.17

C대학교의 남학생과 여학생의 키를 조사한 것이다. 평균키에 있어서 남녀의 차이가 있는지를 유의수준 $\alpha = 0.05$로 검정하여라. 단, 남녀의 키는 정규분포를 한다고 가정한다.

〈표 4-12〉 남학생과 여학생의 통계학 교과목의 수시고사 성적

	표본평균	표본표준편차	학생수
남학생	153.81	6.42	50
여학생	148.38	9.66	50

연·습·문·제

01 10개의 사과를 세 무더기로 나누는 방법의 수를 구하시오(단, 어느 무더기던지 적어도 한 개는 놓아야 한다).

02 주사위 한 개를 연속하여 두 번 던져 처음 나온 수를 x, 나중에 나온 수를 y라 할 때, $2x+4y=12$가 되는 경우의 수를 구하시오.

03 남학생 6명과 여학생 4명을 일렬로 세울 때, 여학생 4명이 이웃하는 경우의 수를 구하시오.

04 2층 건물인 어느 고시원에는 1인실인 방이 각 층에 4개씩 있다. 각 층의 방에는 1호실에서 4호실까지 번호가 붙어 있다. 이 때

규칙 1 : 각 층에서 앞 번호의 방을 비워 놓고 뒷 번호의 방5를 배정하지 않는다. 규칙 2 : 각 층의 방을 모두 채울 필요는 없다.

6명의 고시생에게 다음의 규칙대로 방을 배정하려고 한다.
이 때, 방을 배정하는 경우의 수를 구하시오.

05 어느 비행기에는 A, B, C, D, E, F 라는 좌석 표시가 붙은 6개의 좌석이 놓여 있다. 8명의 일행이 두 열에 각각 4명씩 서로 이웃하게 앉기로 한다면 몇 가지 방법이 있는지 구하시오.

(06) 20명으로 구성된 축구 동아리에서 선수들에게 1번부터 30번까지의 번호 가운데 다음과 같이 등번호를 부여하려고 한다. 골키퍼 2명에게는 1번과 2번, 수비수 6명에게는 3번부터 12번까지, 미드필더 8명에게는 13번부터 24번까지, 최전방 공격수 4명에게는 25번부터 30번까지의 번호를 부여하려고 한다. 다음 물음에 답하시오.

① 가능한 모든 경우의 수를 구하시오.

② 팀의 주축을 이루는 수비수 1명, 미드필더 2명, 최전방 공격수 1명에게는 본인이 원하는 번호를 선택할 기회를 준다고 할 때, 나머지 선수들에게 번호를 부여할 수 있는 경우의 수를 구하시오.

(07) 어느 스포츠 동호회의 회원은 8명이다. 2명씩 A, B, C, D의 4개 팀으로 나누는 경우의 수를 구하시오.

(08) 월드컵에서의 경기 운영 방식은 예선을 거쳐 본선에 오른 32개의 국가들이 4개 국가씩 8개조로 나뉘어 조별 리그전을 치루고, 각 조의 1,2위를 한 16개 국가가 토너먼트 방식으로 경기를 하여 1, 2, 3, 4위를 가린다. 이때, 월드컵에서 치르는 경기의 총 수를 구하시오.

(09) 음악을 좋아하는 동아리 모임에서 중창단을 모집하여 선발하였다. 남자 회원과 여자회원의 비율은 1 : 2 이다. 다음 물음에 답하시오.

① 중창단 회원끼리 일일이 악수를 하였더니 그 횟수가 66회였다. 회원수를 구하시오.

② 회원들 중에서 공연을 위해 남자 회원 3명과 여자 회원 4명을 대표로 뽑을 경우의 수를 구하시오.

10 주사위를 3회 던져서 나온 눈의 수를 a, b, c라 할 때, 다음 확률을 구하시오.

① $\frac{c}{a+b}=1$이 되는 확률

② $\frac{c}{a+b}$가 정수가 되는 확률

11 주머니 속에 붉은 구슬이 5개, 노란 구슬이 x개, 파란 구슬이 y개 들어 있다. 임의로 구슬을 한 개 꺼낼 때, 붉은 구슬이 나올 확률은 $\frac{1}{3}$이고 노란 구슬이 나올 확률은 $\frac{2}{5}$이다. x, y의 값을 구하시오.

12 주머니 안에 흰 공과 검은 공이 합쳐서 6개 들어 있다. 이 속에서 2개를 꺼내 보고 다시 넣고 하는 일을 여러 번 되풀이하였더니 5회에 2회 꼴로 2개 모두 흰 공이었다고 한다. 검은 공의 개수를 추측하시오.

13 아래쪽 그림에서 A에서 B까지 최단거리로 갈 때, C를 거쳐서 갈 확률을 구하시오.

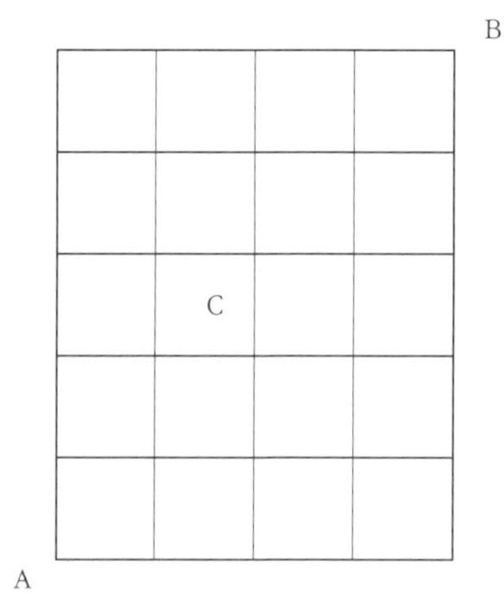

〈그림 4-13〉

14 한 변의 길이가 100m인 정사각형 모양의 운동장에 음악회를 열기 위해 무대를 설치하였다. 무대의 길이는 40m이고, 한 변의 중앙에 설치하였다. 이 운동장의 임의의 한 점 P를 선택할 때, 이 지점에서 무대의 양 끝을 바라 본 각이 90℃보다 크게 될 확률을 구하시오.

15 영주는 A, B, C 의 3단계 전형을 차례대로 거쳐야 하는 시험에 응시하려고 한다. A, B, C 전형에서 탈락할 확률이 $\frac{1}{2}$, $\frac{1}{4}$, $\frac{1}{10}$이라고 하자. 시험에서 탈락했을 때, 그것이 B 단계 전형이었을 확률을 구하시오.

16 테니스 선수인 영주는 현재까지 경기 기록을 종합해 본 결과, 이긴 다음에 다시 이길 확률은 $\frac{3}{8}$ 이고, 진 다음에 이길 확률은 $\frac{3}{4}$ 이다. 3번 경기해서 2번 이기면 우승을 하는 시합에서 영주가 우승할 확률을 구하시오(단, 첫 번째 경기에서 이길 확률은 $\frac{3}{4}$ 이다).

17 프로 배구의 정규 리그를 치른 결과 A팀과 B팀 간의 성적은 6승 4패로 A팀이 약간 앞섰다. 챔피언 결정전에 진출한 A팀과 B팀이 5전 3선승제의 경기를 치르게 되었다. 정규시즌의 승률이 그대로 유지된다고 할 때, B팀이 우승할 확률을 구하시오.

18 1부터 6까지 번호가 쓰여 있는 창문 6개가 열려 있다. 주사위를 던져서 나온 눈의 수와 같은 번호의 창문이 열려 있으면 닫고, 닫혀 있으면 연다. 예를 들어, 3번 던져서 모두 1의 눈이 나오면 1번 창문은 닫혀 있게 된다. 주사위를 3번 던질 때, 닫혀 있는 창문이 한 개일 확률을 구하시오.

19 다섯 개의 5지선다형 문제에 대하여 다음 물음에 답하시오.

① 무작위로 답을 고를 때, 세 문제를 맞을 확률을 구하시오.

② 5문제 중 4문제를 맞으면 합격한다고 할 때, 합격할 확률을 구하시오.

(20) 어느 음반 판매 가게 주인은 음악 CD를 7000원에 사서 10000원에 판매하고 있다. 하루에 판매되는 음악 CD의 개수를 X라고 할 때, 확률변수 X의 확률분포표가 아래와 같다면 하루 판매의 기댓값을 구하고, 이익금은 얼마인지 구하시오.

〈표 4-13〉 확률분포

X	0	1	2	3	4	5	합계
$X)$	0.1	0.1	0.2	0.3	0.2	0.1	

(21) 두 개의 동전을 동시에 던져서 나오는 앞면의 개수를 X라 할 때, 다음 물음에 답하시오.

① X의 평균 $E(X)$ 및 분산 $V(X)$를 구하시오.

② 실수 a에 대하여 $(a-X)^2$의 기댓값을 $f(a)$라 할 때, $f(a)$의 최솟값과 그때의 a값을 구하시오.

(22) 흰 공 6개와 검은 공 2개가 들어 있는 주머니에서 임의로 3개의 공을 동시에 꺼내서 나온 흰 공의 개수를 X라 할 때, $E(X)$와 $V(X)$를 구하시오.

(23) 흰 공 6개와 검은 공 a개가 들어 있는 상자에서 꺼낸 것을 다시 넣는 방식으로 공을 한 개씩 꺼내어 색을 조사한다. 이 시행을 b회 되풀이 했을 때, 검은 공이 나오는 횟수 X의 평균이 2이고, 분산이 1.2라고 한다. 이 때 a, b의 값을 구하시오.

(24) 한 환자에게 임상 실험 약을 투약했을 때, 치유될 확률이 0.6이다. 150명의 환

자에게 이 약을 투약했을 때, 99명 이상이 치유될 확률을 구하시오.

25 두 개의 주사위를 450번 던질 때, 두 눈의 합이 3의 배수가 되는 사건이 160번 이상 180번 이하가 나올 확률을 구하시오.

26 통계학개론을 수강하는 100명의 학생이 시험을 보았더니, 그 성적 X의 분포가 $N(62, 8^2)$을 따랐다. 다음 물음에 답하시오.

① 어떤 학생의 성적이 60점 이상 70점 이하일 확률을 구하시오.

② 10등 이내에 들기 위해서는 몇 점 이상이어야 하는가?

27 가정용 형광등을 생산하는 공장에서는 절전형 형광등을 생산하기 위하여 최신 기계를 도입하였는데, 이 기계로 생산한 형광등을 조사해 보니 이들 중 80%가 품질 검사 기준에 합격하였다. 이 공장에서 생산된 10000개의 형광등 중 8060개 이상 8120개 이하가 품질 검사 기준에 합격할 확률을 구하시오.

28 어느 농구 선수의 자유투 성공률은 80%이다. 이 선수가 100번의 자유투를 하여 성공한 횟수를 X라 할 때, $P(80 \le X \le k) = 0.48$이 되는 상수 k의 값을 구하시오.

29 주식에 투자한 사람들의 수익률의 평균은 12.4%, 표준편차는 20.6%이고, 정부 발행 장기 채권에 투자한 사람들의 수익률의 평균은 5.2%, 표준편차는 8.6%이다. 다음 물음에 답하시오.

① 주식과 정부 발행 장기 채권에 투자한 사람들 중에서 수익률이 30%가 넘는 투자자들의 비율을 구하시오.

② 주식과 정부 발행 장기 채권에 투자한 사람들 중에서 30%가 넘게 손해를 본 투자자들의 비율을 구하시오.

30) A회사에서 생산되는 생수의 용량은 모평균이 800mL, 모표준편차가 10mL인 정규분포를 따른다고 한다. 어느 날 가게에 배달된 100병의 생수 용량의 표본평균을 X라 할 때, $P(790 \le \overline{X} \le 810)$의 값을 구하시오.

31) 400점 만점인 대학 수학 능력 시험 점수로만 학생을 선발하는 A대학 B학과에 지원한 수험생 2000명의 수능 점수 X는 정규분포 $N(310, 20^2)$을 따른다고 한다. 이 H학과의 정원이 40명일 때, 이 학과의 합격자의 최저 점수를 구하시오.

32) 비행기의 탑승권을 예약한 사람이 예약을 취소하거나 실제로 비행기를 타지 않을 확률이 20%라고 한다. 그래서 항공사에서는 실수요자 보호 및 예약 부도로 인한 손실 방지를 위해 초과 예약을 받는 경우가 나타나 소비자가 피해를 입는 사례가 발생한다고 한다. 좌석수가 85석인 비행기에 탑승권을 예약한 사람이 100명일 때, 좌석이 부족할 확률은 몇 %인지 구하시오.

33) 어느 회사에서 생산한 비누의 무게는 정규분포를 따른다고 한다. 이 회사에서 생산한 비누 중에서 100개를 임의로 뽑았을 때 무게의 평균은 89.6g, 표준편차는 4.8g이었다. 이 때, 비누 한 장 무게의 평균 m에 대한 신뢰도 95%인 신뢰구간을 구하시오(단, 소숫점 아래 둘째자리에서 반올림 하시오).

34) 어느 지방의 20세 남자의 키가 정규분포를 따른다고 할 때, 400명의 키를 측정하여 평균은 174.4㎝, 표준편차는 5.7㎝임을 알았다. 이 지방 20세 남자의 키의 평균 에 대한 신뢰도 99%인 신뢰구간을 구하시오(단, 소숫점 아래 둘째자리에서 반올림 하시오).

35 모표준편차가 σ이고 정규분포를 따르는 모집단에 대하여 모평균 을 신뢰도 99%에서 추정하려고 한다. 신뢰구간의 길이를 $\frac{1}{5}\sigma$ 이하로 하기 위해서는 표본의 크기 n 을 얼마로 하면 좋은지 구하시오.

36 표준편차가 1인 정규분포를 따르는 모집단의 평균에 대한 신뢰구간을 표보평균을 이용하여 구하려고 한다. 신뢰구간의 길이를 2로 하려면 표본의 크기는 4이어야 한다. 이 때, 신뢰구간의 길이를 0.5로 하려면 필요한 표본의 크기는 얼마인지 구하시오.

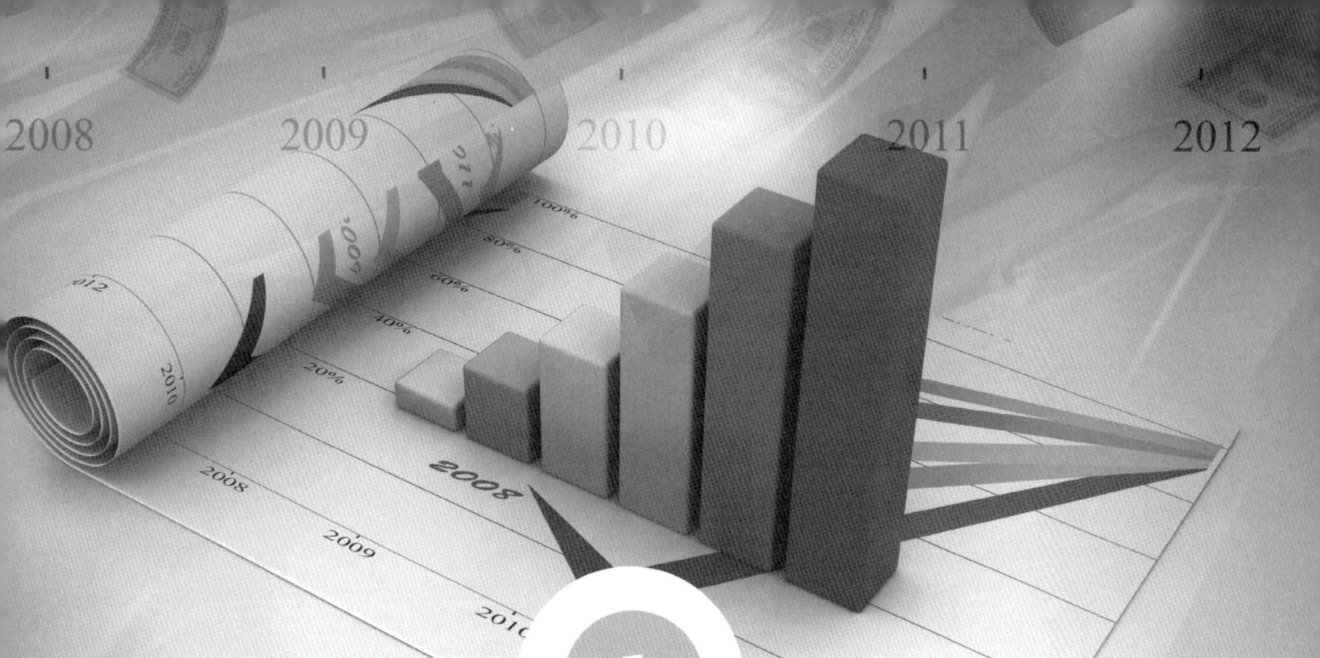

제5장

병원통계

1 병원통계의 개관

1) 병원통계의 의미

병원통계란 병원에서 이루어지는 모든 사실들을 숫자로 표시한 것으로 병원의 현재를 파악하고, 과거와 비교하여 보다 나은 병원의 미래를 계획하는 데 필수적인 자료이다. 과거의 병원을 살펴보고 현재의 병원과 비교하여 병원의 위치를 정확히 파악하여, 미래의 병원을 예측할 수 있는 것이 병원통계인 것이다.

병원에서 작성되는 통계에는 인사, 재정, 행정 등 병원운영에 관한 행정통계와 환자에 관한 사항, 진료 서비스에 관한 사항 및 진료결과에 관한 사항 등의 진료통계가 있다. 이러한 통계의 정확한 정보는 의사결정에 있어서 필수적 요소이다. 따라서 자료수집과 통계 산출에서 정확성을 기하여 의사결정자들이 유용하게 사용할 수 있는 정보를 제공해 주어야 한다.

2) 병원통계의 목적

첫째, 효율적인 병원운영에 필요한 자료를 제공하여 병원의 장기계획 수립에 있어서 기초자료로 활용된다. 이러한 자료는 과별환자수, 총재원일수,평균재원일수, 병상이용률, 병상회전율 등의 진료내용에 대한 통계나 시설이용에 관한 통계, 환자의 거주지역별 통계 등이 모두 병원운영에 관한 것이다.

둘째, 의학연구에 필요한 자료를 제공한다. 즉 수술통계, 질병별 통계, 각종 사망률 등의 자료가 산출되며, 이를 다시 가공하여 의학연구에 필요한 통계를 제공하기 위해서이다.

셋째, 외부기관에 보고해야 할 통계자료를 제공하기 위함이다. 즉, 병원표준화 심사, 수련병원 실태조사, 의료기관 서비스평가 등 각종 진료통계를 외부기관의 요구에 응하기 위해 통계자료를 미리 산출한 후 보고할 수 있도록 한다.

넷째, 환자에게 제공하는 진료의 적정성 여부를 확인하는 적정진료 보장, 의료이용도 조사 등의 진료평가 활동에 참고자료로 사용하기 위함이다.

3) 통계의 작성과정

(1) 자료수집

① 병원행정가와 의사들이 필요로 하는 자료

② 외부기관에 보고해야 할 자료

③ 요구자료를 작성에 필요한 담당부서와 자료의 내용

④ 자료수집 체계의 확립

(2) 분석

① 분석해야 할 항목의 선택

② 통계용지 서식은 신속정확하고 간단명료하며, 필요한 사항을 빠짐없이 기록해 넣을 수 있도록 고안

③ 자료의 해석 및 결과의 제시

분석된 내용을 여러 가지 방법으로 정리하여 보고서를 작성하거나 도표화한다. 통계 자료를 제시하는 서식은 누구나 용이하고 정확하게 파악할 수 있고, 이용자의 이해를 돕기 위한 참고 설명 및 부호의 해설이 필요하다.

2 병원통계 관련 용어[1)]

용어의 정의는 통계자료가 정확하게 작성되고 올바르게 이용되게 하기 위하여, 통계 작성자는 통계 산출에 이용되는 자료의 출처가 어디이며 이용자는 누구이고 이용목적이 무엇인가를 정확히 파악하기 위해 필요하다. 그래서 병원통계자료의 작성자나 이용자가 모두 알아야 할 것은 정확한 용어의 정의가 이루어져야 한다.

1) 의료기관

(1) 정의

조직화된 의료 직원과 입원환자를 포함한 환자의 진단과 치료를 위한 지속적인 보건의료 및 간호 서비스 등 항구적인 시설을 갖춘 기관을 의미한다.

WHO 정의에 의하면, 의료기관은 사회 및 의료 조직에 있어서 불가결한 역할을 수행하는 기관으로서 그 기능은 지역사회 주민들에게 치료와 예방을 총괄하는 완전한 보건의료를 제공하고, 외래진료 활동에 있어서는 가족의 건강 증진은 물론, 가정 환경개선의 노력까지 포함되며, 또한 보건 의료 관련 종사자들의 훈련과 생물학적, 사회학적 연구의 중심기관이다. 결론적으로 병원이란 치료, 예방과 진료, 의료와 관련된 교육 및 의학 관계 연구를 수행하는 기관이다.

(2) 의료기관의 구분

의료법 제3조에 의하면, 의료기관이란 의료인이 공중 또는 특정 다수인을 위하여 의료, 조산의 업을 행하는 곳을 말하며, 의료기관의 종별은 종합병원, 병원, 치과병원, 한방병원, 요양병원, 의원, 치과의원, 한의원 및 조산원으로 나뉜다.

---

1) 엄홍섭 외(2011), 병원통계학, 서원미디어, pp.119-135.

① 종합병원

의사 및 치과의사가 의료를 행하는 곳으로서 다음 각호의 요건을 갖추고 주로 입원환자에 대하여 의료를 행할 목적으로 개설하는 의료기관을 말한다.

(a) 입원환자 100인 이상을 수용할 수 있는 시설

(b) 진료과목이 적어도 내과, 외과, 소아과, 산부인과, 진단방사선과, 마취통증의학과, 진단검사의학과 또는 병리과, 정신과 및 치과를 포함한 9개 이상의 진료과목을 갖추어야 한다. 다만, 300병상 이하인 경우에는 내과, 외과, 소아과, 산부인과 중 3개 진료과목, 영상의학과, 마취통증의학과와 진단검사의학과 또는 병리과를 포함한 7개 이상의 진료과목을 갖추어야 한다.

(c) 제2호의 규정에 의한 각 진료과목마다 전속하는 전문의

다만, 300병상을 초과하는 경우에는 제2호의 본문에 따른 9개 진료과목의 전문의, 300병상 이하인 경우에는 제2호 단서의 규정에 의한 7개 진료과목의 전문의를 갖추어야 한다.

② 병원, 치과병원 또는 한방병원

의사, 치과의사 또는 한의사가 각각 그 의료를 행하는 곳으로서 입원환자 30인 이상을 수용할 수 있는 시설을 갖추고 주로 입원환자에 대하여 의료를 행할 목적으로 설치되는 의료기관을 말한다. 다만 치과병원의 경우에는 그 입원시설의 제한을 받지 아니한다.

③ 요양병원

의사 또는 한의사가 각각 그 의료를 행하는 곳으로서 요양환자 30인 이상을 수용할 수 있는 시설을 갖추고 주로 장기요양이 필요한 요양환자에 대하여 의료를 행할 목적으로 설치되는 의료기관을 말한다.

④ 의원, 치과의원 또는 한의원

의사, 치과의사 또는 한의사가 각각 그 의료를 행하는 곳으로서 진료에 지장이 없는 시설을 갖추고 주로 외래환자에 대하여 의료를 행할 목적으로 설치되는 의료기관을 말한다.

⑤ 조산원

조산사가 조산과 임부, 해산부, 산욕부 및 신생아에 대한 보건과 양호지도를 행하는 곳으로서 조산에 지장이 없는 시설을 갖춘 의료기관을 말한다.

⑥ 보건소, 보건지소, 보건진료소, 보건의료원 등

지역보건법에 의해 설치 운영되는 기관을 말한다.

2) 병원환자(hospital patient)

병원환자란 병원에 내원하여 일정한 절차를 밟고 진료를 마치기 전까지의 환자로 병원의 책임하에 진료 및 병원이 제공하는 보건의료서비스를 받는 개인을 말한다.

(1) 입원환자(hospital inpatient)

병원에서 제공하는 시설에서 진단과 치료를 위해 24시간 의료서비스를 받기 위해 입원수속을 끝내고 병상을 배정받아 입실하는 사람을 입원환자라 한다.

환자가 외래 또는 응급실에서 진찰을 받은 결과 입원진료가 필요하다고 담당의료진이 판단되어지면, 담당의료진은 입원결정서를 교부하고 환자는 원무과에서 입원수속에 필요한 제반 절차를 마치고 병실로 입원하는데 이를 입원환자라 하며, 입원 후 입원 당일에 퇴원할 경우와 입원당일 사망한 경우도 입원환자에 포함한다.

① 입원환자 실인원수

매일 0시 기준으로 그 이전 24시간 내에 입원수속을 행한 환자를 말한다. 입원수속을 하지 않고 병실에 수용된 자는 포함하지 않으며, 1인의 환자가 퇴원 후 재입원한 경우는 2인으로 한다. 또한 정상분만에 의한 신생아로서 4일 이상 입원하고 정식입원수속을 한 경우에는 입원환자실인원으로 산정한다. 입원수속이 끝나고 병실에 입원한 환자수를 말한다.

② 입원환자 연인원수

일정기간동안 병상을 차지하고 있는 환자의 총합계를 뜻하며, 재원환자 연인원(수)과 같은 개념이다. 이는 해당 진료과에 재원한 환자수의 합계와도 같은 의미이다.

③ 입원 경로

입원이 이루어질 때 거친 경로로 응급, 외래, 분만, 신생아, 개원의, 기타 등으로 분류된다.

④ 입원일

환자가 소정의 입원수속 절차를 마치고 병상에 입실한 날짜를 의미한다.

(2) 외래환자(hospital outpatient)

실제 의료기관을 이용하여 외래 진료과에서 진료가 이루어진 환자를 말한다.

① 외래환자의 구분

㈎ 신환 : 특정 의료기관에 내원하여 처음 환자등록을 한 경우 환자

㈏ 구환 : 병원에 이미 환자로 등록된 사람이 재차 진료를 받기 위해 내원한

환자, 계속 진료를 목적으로 통원하는 신환 이외의 환자이다.

(다) 초진 : 해당과에 처음 진료를 받은 환자, 특정 상병으로 특정 진료과에서 처음 진료를 받은 환자

(라) 재진 : 건강보험수가 기준상 해당 과에서 2번 이상 진료받은 환자를 의미하며 동일 환자가 해당 의료기관의 외래에 계속 내원하여 진료를 받아도 진료과가 바뀌면 과초진이 적용된다.

(마) 외래환자 연인원수 : 일정기간 중 외래환자의 총합계

(바) 외래 진료일수 : 진료일수란 실제 의료서비스를 제공한 날을 말하며, 외래의 경우 토요일은 반휴 일요일 및 공휴일은 진료를 하지 않으므로 해당 월의 진료일수를 합한 일자는 토요일은 0.5일로 산정한다.

② 외래 환자의 범위

(가) 신체검사 및 종합검진

신체검사 환자는 외래환자로 간주해야 하나 대부분 의료기관에서는 진단은 받았으나 치료는 받지 않았기 때문에 외래환자로 산정하지 않고 경영분석시 제외하고 있다. 종합검진 및 신체검사를 받은 환자는 외래환자와 별도로 기재하고 합계에서는 제외한다.

(나) 물리치료 및 주사처치

실제 병원시설을 이용하여 외래진료과에서 진료가 이루어진 환자이므로 외래환자로 간주하되 의사별 진료실적통계에서는 제외된다.

(다) 인공투석

입원수속 없이 내원하여 투석을 받은 모든 환자에 해당된다. 신부전을 위한 필수적인 치료로서 시행되는 모든 형태의 투석이 포함된다.

(라) 퇴원검사 및 외래예약검사

의사가 처방한 당일이 아닌 퇴원 후 검사나 외래진료 시 예약하여 검사하는 환자로 실제 병원시설을 이용하여 외래진료과에서 진료가 이루어진 환자이

므로 외래환자로 간주하되 의사별 진료실적통계에서는 제외한다.

(마) 진단서 발급 및 필름, 의무기록 복사 : 진단서 발급 및 필름, 의무기록복사도 일종의 보건의료서비스를 받기 위하여 내원하여 재진접수 후 의사의 진료(또는 상담) 후 처방에 의하여 행위가 이루어지므로 외래환자로 간주한다.

(바) 통원수술(ambulatory surgery): 외래환자에게 수행되는 선택적인 외과적 처치로서 합병증이 발생하지 않고 수술당일에 입원과 퇴원이 이루어진 경우와 전신과 국소마취가 통상적인 경우이다.

(사) 낮병동(Day Hospital) : 낮동안은 병원에서 재활 프로그램에 참여하고 밤에는 가족들과 생활할 수 있는 입원치료와 통원치료의 중간 형태이다. 정신과 환자들의 재발을 방지하고, 질병관리 및 일상생활 능력을 증진시키며, 더 나아가 사회적 고립 및 대인관계에서의 문제점을 해결하여 궁극적으로 사회에 적응할 수 있도록 하기 위한 재활 프로그램으로 운영된다.

(3) 응급환자(emergency patient)

① 응급환자의 정의

응급환자라 함은 질병, 분만, 각종 사고 및 재해로 인한 부상이나 기타 위급한 상태로 인하여 즉시 필요한 응급처치를 받지 아니하면 생명을 보존할 수 없거나, 심신상의 중대한 위해가 초래될 가능성이 있는 환자 또는 응급증상 및 준하는 증상이 있는 환자 등을 말한다.

② 응급증상

(가) 신경학적 응급증상 : 급성의식장애, 급성신경학적 이상,구토 의식장애 등의 증상이 있는 두부 손상

(나) 심혈관계 응급증상 : 심폐소생술이 필요한 증상, 급성호흡곤란, 심장질환

으로 인한 급성 흉통, 심계항진, 박동이상 및 쇼크

(다) 중독 및 대사장애 : 심한 탈수, 약물 알코올 또는 기타 물질의 과다복용이나 중독, 급성대사장애, 간부전 신부전 당뇨병 등

(라) 외과적 응급증상 : 개복술을 요하는 급성복증(급성복막염 장폐색증 급성췌장염 등 중한 경우에 한함), 광범위한 화상(외부 신체표면적의 18% 이상), 관통상, 개방성 다발성 골절 또는 대퇴부 척추의 골절, 사지를 절단할 우려가 있는 혈관 손상, 전신마취 하에 응급수술을 요하는 증상, 다발성 외상

(마) 출혈 : 계속되는 각혈, 지혈이 안 되는 출혈, 급성 위장관 출혈

(바) 안과적 응급증상 : 화학물질에 의한 눈의 손상, 급성 시력 소실

(사) 알러지 : 얼굴 부종을 동반한 알러지 반응

(아) 소아과적 응급증상 : 소아경련성 장애

(자) 정신과적 응급증상 : 자신 또는 다른 사람을 해할 우려가 있는 정신장애

③ 응급증상에 준하는 증상

(가) 신경학적 응급증상 : 의식장애, 현훈

(나) 심혈관계 응급증상 : 호흡곤란, 과호흡

(다) 외과적 응급증상 : 화상, 급성복증을 포함한 배의 전반적인 이상증상, 골절 외상 또는 탈골, 그 밖에 응급수술을 요하는 증상, 배뇨장애

(라) 출혈 : 혈관손상

(마) 소아과적 응급증상 : 소아 경련, 38℃ 이상인 소아 고열(공휴일 야간 등 의료서비스가 제공되기 어려운 때에 8세 이하의 소아에게 나타나는 증상을 말한다)

(바) 산부인과적 응급증상 : 분만 또는 성폭력으로 인하여 산부인과적 검사 또는 처치가 필요한 증상

(사) 이물에 의한 응급증상 : 귀 눈 코 항문 등에 이물이 들어가 제거술이 필요

④ 응급진료의 의학적인 환자상태

㈎ 위급상태(emergent) : 즉각적인 진료서비스가 요구되는 상태로 진료의 지연은 환자에게 중대한 해를 끼칠 뿐 아니라, 상병의 상황이 급하고 생명이나 신체적 기능에 결정적인 문제를 일으킬 가능성이 있는 상태

㈏ 긴급상태(urgent) : 수 시간 내에 진료서비스가 요구되는 상태로 수 시간 내에 진료 서비스가 제공되지 않으면 위험하고 급성의 상병이나 심각하지는 않은 상태

㈐ 비응급상태(non urgent) : 응급서비스를 요하지 않는 상태로 상병이 급성이 아니거나 미미한 상태이다. 그러나 관리 면에서 응급환자는 의학적인 응급 여부와 관계없이 진단이나 치료를 위하여 응급실로 내원한 상태

⑤ 응급의료기관의 종류

㈎ 중앙 응급의료센터

㈏ 권역응급의료센터

㈐ 전문응급의료센터

㈑ 지역응급의료센터

㈒ 지역응급의료기관

⑥ 응급 실인원수: 기간 내 응급실 총 진료 환자수로서 응급환자 연인원(수)는 24시간 넘어서 응급실에 재원했던 환자수이다.

(4) 신생아 입원환자(hospital newborn inpatient)

이는 병원에서 출생과 동시에 질병으로 인해 입원절차에 의해 입원하는 신생아이며, 제왕절개 분만으로 인하여 산모로 인하여 퇴원하지 못하고 산모와 함께 있는 신생아는 신생아 입원환자에 포함되지 않는다.

(5) 환자의 분류

① 국민건강보험환자(지역, 직장, 공무원 및 사립학교 교직원)

② 의료급여법에 의한 의료급여 1종, 2종 환자

③ 공무원연금법에 의한 공무상 요양환자

④ 사립학교 교원연금법에 의한 공무상 요양환자

⑤ 산업재해보상보험법에 의한 산업재해환자

⑥ 자동차손해배상법에 의한 자동차보험환자

⑦ 일반환자

⑧ 상급종합병원에서 적용되는 선택진료환자

3) 산과적 용어(obstetric terminology)

(1) 임신, 수태(pregnancy, concption)

일반적으로 임신의 시작을 의미하는 것으로 수태는 보통 난자와 정자의 수정을 뜻하며 수정된 난자가 자궁 내면에 착상하는 것을 의미한다.

(2) 임신기간(duration of pregnancy)

난자가 수정된 시기로부터 출생 혹은 유산으로 임신의 종결 시까지를 의미한다.

(3) 유산, 낙태(abortion)

500g 이하의 아이나 또는 사산아를 말하며, 임신기간이 20주 미만의 기간에 생존할 수 없는 태아를 자궁에서 성숙 전에 만출하는 것을 말한다.

(4) 사산(stillbirth)

임신 20주 이상, 또는 태아 체중 500g 이상인 상태에서 그 모체로부터 완전히 만출 또는 적출되기 전에 사망한 경우

(5) 자연유산(spontaneous abortion)

① 절박유산(threatened abortion)

임신 전반기에 혈성 분비 또는 질 출혈이 있을 때 유산.

② 불가피 유산(inevitable abortion) :

유산중이며 태아가 아직 나오지 않은 상태이며, 경관개대와 태막파열이 되어 유산

③ 계류유산(missed abortion)

임신 전반기에 사망한 태아가 자궁 내에 4 ~ 8주 이상 잔류한 경우

④ 자연 반복유산 또는 습관성 유산(habitual abortion) :

3회 이상 반복해서 자연 유산되는 경우

⑤ 불안전 유산(incomplete abortion)

임신 10주 전의 유산은 태아와 태반이 모두 같이 배출되는 경우가 많으나, 그 후는 각각 배출되거나 태반이 자궁에 잔류하여 출혈이 계속되는 경우

(6) 인공유산, 치료적 유산

모체의 건강보호를 위하여 태아가 생존 가능한 임신기간에 도달하기 이전에 임신중절을 할 경우

(7) 진통(Labor), 분만(delivery)

살아 있는 아이나 죽은 아이를 자궁이나 질을 통해서 외부에 배출되는 여성 생리기능

① 제 1기 : 규칙적으로 자궁수축으로부터 시작하여 자궁구가 완전히 팽창되어

사도가 완성될 때까지의 기간

② 제 2기 : 제 1기 끝에서부터 태아가 만출될 때까지의 기간

③ 제 3기 : 태아의 만출에서부터 태반과 양막이 방출되어 자궁수축이 완료될 때까지의 기간

④ 조산(premature labor) : 임신 37주 이전에 분만의 시작을 말하며, 정상 임신기간 전에 출산 가능한 아이를 분만하는 것으로 28 ~ 37주 사이에 출산되는 경우

⑤ 급산(precipitate labor) : 급속도로 진행되는 분만으로 3시간 이내에 분만이 진행되는 경우

⑥ 지연분만(prolonged labor) : 보통 18시간의 한도를 넘어서 오래 걸리는 분만

(8) 모성사망(maternal death, maternal mortality)

임신기간이나 임신 부위에 관계없이 임신 또는 임신관리와 관련되거나 악화되어 산모가 사망한 경우와 분만 후 6주 이내의 사망

① 모성 사망수

임신, 분만, 산후기(분만 후 42주까지)에 임신, 분만, 산욕의 합병증 또는 임신으로 지병이 악화되어 사망한 환자수

② 직접모성사망

임신상태의 산과적 합병증(임신, 진통 및 산후기)으로 인하여 개입, 생략, 부정확한 치료로 인하여 또는 이상의 어떤 것으로부터 발생한 일련의 사건으로 인하여 발생한 사망자

③ 간접모성사망

기존의 질병 또는 임신중에 발전하고 직접 산과적 원인에 의하지 않았으나 임신의 생리적 영향에 의해 악화된 질병으로 인한 사망

4) 주산기 용어(perinatal terminolong)

(1) 출산(birth), 출생, 분만

출산하는 행위 또는 출산과정

(2) 복수 출생(multiple birth)

1회 임신 결과 2명 이상의 출생아가 발생하는 경우

(3) 배, 배자, 배아(embryo)

수정 후 약 2주부터 8주까지 발육하고 있는 생체

(4) 태아(fetus)

수태 후 7 ~ 8주부터 태어날 때까지의 뱃속의 아기

(5) 태아사망(fetus death)

임신기간에 상관없이 모체로부터 수태의 산물이 완전히 분리 또는 이탈하기 전의 사망, 즉 심박동, 제대의 맥박, 수의근 운동과 같은 살아 있는 징후가 없거나 호흡을 하지 않는 상태

(6) 출산 시 체중(birth weight)

태아 또는 신생아가 출생 후 갖는 최초의 체중으로서, 출생 후 체중 손실이 발생하기 전인 생후 1시간 이내에 측정되어야 한다.

① 저체중아(low birth weight)

출생 시 체중이 임신기간과 관계없이 2,500g 미만의 경우

② 미숙아(immaturity)

출생 시 체중이 1㎏ 이상 2,5㎏ 미만이거나 임신주기가 28주 이상 37주 미만인 경우의 신생아

(7) 임신기간(duration of pregnancy)

난자가 수정된 시기로부터 출생 또는 유산으로 임신 종결 시까지 기간

(8) 영아(infant)

출생 또는 신생아기 이후 직립이 가능할 때인 12 ~ 14개월의 어린이

(9) 영아사망(infant death)

1년 이내에 출생한 영아 사망

(10) 신생아기(neonatal period)

신생아기는 출산에서 시작하고 출산 후 만 28일까지를 말하며, 신생아 Ⅰ.Ⅱ.Ⅲ구분

(11) 병원 신생아

병원 신생아란 그 병원에서 출생한 신생아를 말하며, 본원 출생 신생아의 경우 NB, 타병원 출생아를 PB, 아픈 아기를 SB로 구분하여 사용목적에 따라 통계를 산출할 수 있다.

(12) 신생아 사망(neonatal death)

출생 순간부터 27일 23시간 59분까지 기간동안 출생한 영아의 사망을 말한다. 신생아 사망률은 어느 해 연간 출생수에, 생후 28일 미만의 사망수가 차지하는 비율이다.

(13) 출생전후기 사망(perianatal death)

사산아(stillborn infant)와 신생아사망(neonatal death)을 포함하는 용어이다. 출생 전후기 사망률은 7일 미만에서의 사망수와 임신 28주 이후에서의 사망수를 총 출생아(출생 + 사산) 1,000명당으로 나타낸 것이다. 출생 전후기 사망률은 태아사망과 신생아사망률을 합쳐서 산출한 사망지표이다.

(14) 주산기(perinatal period)

임신 20 ~ 28주부터 분만 후 1 ~ 4주까지를 말한다.

(15) 산후(puerperium)

분만으로부터 산부의 재생산기관(생식기)이 정상상태로 회복될 때까지 걸리는 시간으로 보통 6주 정도의 기간이다. 이 기간 중에는 월경과 배란이 일어나지 않는 경우가 대부분이며, 따라서 임신의 위험은 낮은 수준에 머물러 있는 경우가 많다.

(16) 병상

이용 가능한 병상이란 일반 병실이나 중환자실의 병상 등 한 환자가 점유하도록 배정된 병상을 말하며 검사실, 분만실, 수술실의 병상같이 검사나 처치를 목적으로 자기 병상 이외에 이용하는 병상은 제외한다. 병상이용률은 이용 가능한 총 병상 중 실제로 얼마나 이용되었나 하는 비율을 나타낸 것으로, 병상가동률이라고도 한다.

① 입원환자 병상(inpatient bed count, bed complement)
병상이란 입원한 환자에게 재원기간동안 계속적으로 제공하기 위한 시설이다. 즉, 입원환자가 이용하는 침대를 의미하며, 침대가 없는 온돌방을 병상으로 사용하는 경우도 있다.

(a) 일반병상

일반병상과 ICU, NCU, 일일수술입원실을 포함한 특수병상이 포함된 병상으로 응급실(ER), 분만실(DR), 수술실(OR) 병상은 제외된 병상을 의미한다. 신생아병상과 특수병상에서 일부병상을 제외한 일반병상을 의미한다.

(b) 특수병상(수)

• 신생아병상(수)

신생아용 병상(Incubator, Bassinets)를 뜻한다. 중환자실에 있는 모든 신생아용 병상을 포함된다. 일반 베지넷은 입원 치료를 위한 별도의 시설로서 일반 병상과 구분되어 병상수로 계산되어지고, 신생아용 베지넷은 임산부의 분만에 따른 부수적인 수용시설로 병상 수 계산에서 제외되나, 중환자실의 병상은 포함된다. 소아과 병동에서 일시적인 치료용으로 사용되는 보육기는 병상 수 계산에서 제외되나, 조산아의 발육을 위해 장기간 사용되는 보육기는 병상 수에 포함된다.

• 베지넷(hospital newborn bassinets)

신생아 입원 환자를 위하여 음식, 세탁, 병원유지관리 같은 보조서비스가 제공되는 시설로서 신생아실(new-born nursery)에는 베지넷(bassinets), 보육기(incubator), 격리 병상(isolattes)이 포함된다. 베지넷은 영아를 위한 병상시설로서 점유형태에 따라 일반용 베지넷(신생아 환아)과 정상 신생아용 베지넷으로 구분된다. 일반용 베지넷(신생아 환아)은 입원치료를 위한 별도의 시설로서 병상 수에 포함되나 정상 신생아용 베지넷은 임산부의 분만에 따른 부수적인 수용시설로 병상 수 계산에서 제외시킨다.

• 응급병상(수)

응급환자를 위해 고정적으로 배정된 응급실 병상을 의미한다. 시설허가 기준에 따르면 응급병상은 특수병상으로 분류되어 일반병상에서는 제외된다.

ⓒ 가동 병상수(inpatient bed count day)

병상을 이용하기 위해 직원이 24시간 동안 병상 이용여부와 관계없이 배정되어 있고, 시설을 갖추어 놓은 입원환자의 병상 수로서 기본 측정 단위를 말한다. 이용 가능한 병상 중에서 일정기간동안 어느 정도 이용되었는가를 나타내는 지표이다.

이것은 허가병상 수와는 별도로 실제 운영되는 병상을 파악함으로써 개별 병원의 운영실태를 알 수 있으며, 국가의 정책수립 시 병상수급의 기초자료로 이용될 수 있다.

총 가동 병상 수(total inpatient bed count days)는 일정기간동안에 이용 가능한 입원환자 병상 수의 합계를 말한다.

ⓓ 신생아용 가동 병상 수(inpatient bassinet count day)

24시간 동안 이용여부와 관계없이 직원이 배정되어 있고, 시설을 갖추어 놓은 이용 가능한 신생아용 병상 수를 의미한다

(17) 포괄수가제(DRG 지불제도)

DRG 분류체계를 이용하여 입원환자의 진료비를 보상하는 제도로서 입원기간 동안 제공된 검사, 수술, 투약 등 의료서비스의 종류나 양에 관계없이 어떤 질병의 진료를 위해 입원했었는가에 따라 미리 책정된 일정액의 진료비를 보상하는 제도이다.

＊ DRG분류체계에서는 모든 입원환자들이 주진단명 및 기타진단명, 수술처치명, 연령, 성별, 진료결과 등에 따라 진료내용이 유사한 질병군으로 분류되는데, 이때 하나의 입원환자 분류군을 DRG라고 함

① 적용대상 질병군: 현재는 4개 진료과 7개 질병군

- 안과 : 백내장수술(수정체 수술)
- 이비인후과 : 편도수술 및 아데노이드 수술
- 외과 : 항문수술(치질 등), 탈장수술(서혜 및 대퇴부), 맹장수술(충수절제술)
- 산부인과 : 제왕절개분만, 자궁 및 자궁부속기(난소, 난관 등)수술(악성종양 제외)

수정체수술(백내장수술), 서혜 및 대퇴부 탈장수술(장관절제 미동반), 치열수술 등 간단한 항문수술의 경우에는 6시간 미만 관찰 후 당일 귀가 또는 이송 시에도 포괄수가제(DRG)가 적용되어 본인부담금은 입원부담률인 20%로 적용받게 된다. 2012년 7월부터 전국 병원과 의원으로 확대되었다.

② 보험급여(적용)

- 입원치료에 필요한 의료행위, 치료재료, 약제비용이 포괄수가가 적용된다(7개 질병군으로 입원한 환자의 수술과 관련된 진료뿐 아니라, 수술로 인한 합병증이나 환자가 입원 당시 같이 앓고 있던 질병의 치료까지 포함됨).
- 환자가 전액 부담하는 항목인 단순피로 등 일상생활에 지장이 없는 질환, 미용목적, 본인 희망의 건강검진 등 예방진료, 상급병실료 차액, 선택진료료 등을 제외하고는 20%만 부담한다.

3 건강보험 통계용어2)

1) 요양기관

환자를(에게) 진료(투약)하는 기관으로서, 종합전문기관, 종합병원, 병원, 의원, 치과병원, 치과의원, 조산원,보건의료원, 보건소, 보건지소, 보건진료소, 한방병원, 한의원 약국을 총칭하며, 약국을 제외한 요양기관을 '의료기관'이라 한다.

2) 요양급여 비용명세서

요양기관에서 환자 진료에 대한 비용를 청구하는 서식으로 환자정보, 진료정보, 비용정보 등 각종 정보가 수록된 법정서식이다.

3) 청구건수

청구건수란 요양기관에서 환자를(에게) 진료(투약)한 후 "건강보험 요양급여비용 심사청구서 · 명세서 세부작성요령"에 의거 요양급여비용명세서 서식에 작성한 후 "건강보험 요양급여비용 청구방법"에 의거 청구한 요양급여 비용명세서를 의미하며, 청구방법은 EDI, 디스켓, 서면청구 중 한 가지 방법을 선택하여 청구한다.

4) 내원일수

환자가 요양기관을 방문하여 진료를 받은 일수. 입원은 입원일수를, 외래는 총 내원일수를 의미하며, 약국 처방건의 내원일수는 처방전 건수를 의미한다.

5) 요양일수

내원일수에 원내 투약일수를 포함한 일수. 단, 내원과 투약이 중복된 날은 1일

2) 건강보험심사평가원(2012년), http://www.hira.or.kr

로 산정한다. 약국 처방건의 진료일수는 투약일수를 의미한다.

6) 요양급여 비용총액(총진료비)

건강보험 요양급여비용에 소요되는 총비용으로서 비급여, 지정진료 등의 비용은 포함되지 않으며, 보험자인 공단과 환자 본인이 나누어 부담한다.

7) 급여비(보험자부담금)

요양급여비용 총액 중에서 본인이 부담한 금액을 제외한 보험자인 공단이 부담한 금액이다.

8) 본인일부부담금

요양급여비용총액중에서 환자 본인이 부담한 금액이다.

9) 질병명(상병명) 및 질병분류기호

한국표준질병사인분류(통계청고시 제2002-1호, 2003. 1. 1 시행, 4차 개정)에 의한 질병명칭 및 기호를 말한다.

10) 요양개시일

요양기관에 그 질병 진료를 위하여 그 달에 최초 내원한 년, 월, 일. 단, 수진자의 요양급여비용명세서가 동일 청구서에 정액, 정률 등으로 명세서가 분리되는 경우는 해당 요양급여비용명세서의 최초 진료일자이다.

11) 건당 요양급여비용(급여비)

청구건수당 발생된 요양급여비용 또는 급여비이다.

(요양급여비용총액(급여비)÷청구건수)

12) 내원일당 요양급여비용(급여비)

환자가 요양기관에 내원(입원) 1일당 발생한 요양급여비용 또는 급여비이다.

(요양급여비용(급여비)÷내원일수).

13) 요양일단 요양급여비용(급여비)

투약을 포함한 진료기간 1일당 발생한 요양급여비용 또는 급여비이다.

(요양급여비용(급여비)÷요양일수)

14) 원외처방횟수

요양기관에서 원외처방전을 발행한 횟수이다.

15) 원외처방횟수당 처방일수

의사의 원외처방전 발행시 총처방일수에 총처방횟수를 나눈 값이다.

(원외처방일수÷총처방횟수)

16) 원외처방율

환자의 내원일수 중 처방전 발행 비율이다.

(원외처방횟수÷내원일수)×100

4 재원환자 관련통계[3)]

일일 재원환자 분석(Daily inpatient census)은 매일 매일의 재원환자 현황을 파악하기 위하여 매일 일정한 시간(Census taking time)에 재원하는 환자 총수를 파악하기 위해서 병동별로, 과별로 조사하여 집계하며, 일반적으로 간호부 또는 원무부서에서 밤 12시를 기하여 실시한다. 전산화된 병원에서는 입 · 퇴원 및 전과업무를 매일 실시간으로 입력하여 처리하며 일보 또는 월보를 전산으로 처리한다. 의무기록부서에서는 그 자료를 이용하여 일일 재원환자수, 재원환자 연인원수, 일일 평균 재원환자수 및 병상이용률 등을 계산하며, 전체 환자, 성인과 소아, 및 신생아를 구분해야 한다.

1) 재원환자 수

재원환자는 당일 24시 현재 입원병상을 차지하고 있는 환자로 응급실 환자는 제외한다. 재원환자와 관련된 내용은 시점재원환자수, 일일 재원환자수, 재원환자 진료별수, 총재원환자 진료일수, 일일 평균 재원환자수, 전과, 협의 진료 등이 포함된다.

(1) 시점 재원환자 수

이는 매일 정해진 일정한 시간에 재원하고 있는 환자수를 나타낸 것으로, 시점 재원환자 조사는 어느 시간에 조사하여도 상관없다. 매일 일정한 시간에 각 병동에 재원하고 있는 환자수를 파악하는 것으로 진료과별, 병동별, 보험유형별, 성별 등 여러 가지 형태로 조사가 가능하다.

시점 재원환자수 = 전일 오후 12시에 현재에서 그 이전에 입원한 환자수 + 당일입원환자실인원 - 당일퇴원환자실인원

3) 엄흥섭 외(2011), 전게서, pp.139-216.

(2) 일일 재원환자 수

매일 병원에 입원해 있는 환자 현황을 나타낸 것으로 시점재원환자 수를 조사한 후에 당일 입원하여 당일 퇴원한 환자를 더한 수를 말하며, 이는 전산에서 자동적으로 계산되어진다.

(3) 재원환자 진료일수

24시간 동안 재원환자 한 사람이 제공받는 모든 의료서비스 측정단위를 말한다. 24시간이란 시점시간이 밤 12시였다면 AM 12 : 01부터 PM 12 : 00까지가 해당된다.

(4) 총 재원환자 진료일수(total inpatient service days)

주어진 기간 동안 매일 매일 의료서비스를 제공받은 날수의 총계를 의미하며, 이는 재원환자 연인원 수라고도 할 수 있다.

(5) 일일평균 재원환자 수(average daily inpatient census)

일정한 기간동안 하루 평균 몇 명이 재원하고 있는가를 뜻한다. 일정기간의 재원환자 연인원수에 일정기간의 총 날수로 나눈 값이다.

① 일일평균 재원환자 수(신생아 제외)

$$\text{일일 평균 재원환자 수} = \frac{\text{일정기간의 재원환자 연 인원수(신생아제외)}}{\text{일정기간의 총 날수}}$$

② 신생아 일일 평균 재원환자 수

$$\text{신생아 일일 평균재원환자 수} = \frac{\text{일정기간의 신생아 재원환자 연 인원수}}{\text{일정기간의 총 날수}}$$

③ 과별, 병동별, 일일 평균 재원환자 수

$$\text{병동별, 일일 평균 재원환자수} = \frac{\text{일정기간의 과별 · 병동별 재원환자 연 인원수}}{\text{일정기간의 총날수}}$$

(6) 전과

입원기간동안에 입원환자의 진료과를 변경한 경우이다. 한번 입원기간동안 어떤 진료과의 입원을 다른 몇 개의 진료과로 전과하였으면 각각 해당과의 입원기간은 해당과의 재원일수로 각각 산정되어야 한다. 전과의 경우 보통 진단명이 다른 주진단을 갖게 되는 경우가 있다. 이때 주진단과 해당과를 분리하여 표시함으로써 보험청구 시에도 과별 주진단을 명확히 할 수 있다.

재원기간 중 다른 과로 전과한 경우로 과별 실적 수(과별 치료환자 수 또는 본과 치료환자 수)를 계산할 때는 전과 전 후의 과별 재원일수를 각각 산정해야 한다.

$$\text{전과율(환자수)} = \frac{\text{전과 환자수}}{\text{총퇴원 환자수}} \times 100$$

$$\text{전과율(건수)} = \frac{\text{전과 건수}}{\text{총퇴원 환자수}} \times 100$$

(7) 협의진료

입원기간동안 주 진료과에서 타과 혹은 동일과 내의 다른 전문의사의 소견을 의뢰하여 진료를 받은 경우이다. 여기에는 임상영양사, 사회사업사, 약제 등 비임상과의 협의진료도 포함된다.

$$\text{협의진단율(환자 수)} = \frac{\text{협의진료 환자수}}{\text{총퇴원 환자수}} \times 100$$

$$\text{협의진단율(건수)} = \frac{\text{총퇴원 환자수}}{\text{협의진료 건수}} \times 100$$

2) 재원일수

(1) 재원일수(Length of stay)

재원일수란 입원에서 퇴원까지의 기간을 말한다. 퇴원일에서 입원일을 빼는 단일법과 입원일과 퇴원일을 재원일수에 가산하는 양입법이 있다. 병원통계에서 재원일수의 산정방법은 주로 단일법을 사용하고 있다.

(2) 총 재원이수(Total length of stay)

총 재원일수란 재원기간중 퇴원한 환자들의 재원일수의 합계이다. 그래서 퇴원환자 재원 연일수라고도 하며, 퇴원환자들의 평균 재원일수를 계산할 때 필요하다. 이것은 센서스 조사에서 사용한 재원환자 연인원수(total inpatient service days)와는 상이하다.

(3) 평균 재원일수(Average length of stay)

평균 재원일수란 기간중 퇴원한 환자들이 평균 재원한 일수를 나타내는 지표로서, 입원기간 중 퇴원환자들의 총 재원일수를 그 퇴원환자수로 나누어 계산한다. 사망자나 신생아의 평균 재원일수는 보통 별도로 계산한다.

$$\text{평균재원일수} = \frac{\text{기간중 퇴원환자 총재원일수(사망포함, 신생아 제외)}}{\text{기간중 총퇴원환자(사망포함, 신생아 제외)}}$$

3) 병상 이용률(percentage of occupancy, inpatient bed occupancy ratio)

이용 가능한 총 병상 중 얼마나 실제로 병상이 이용되었는지 비율을 나타낸 지표이다. 이는 일정 시간이나 일정한 날 혹은 일정기간의 일일 평균으로서 계산되어진다.

(1) 일일 병상 이용률

$$\text{일일 병상 이용률} = \frac{\text{일일재원 환자수}}{\text{당일 이용가능한 병상수}} \times 100$$

(2) 일정기간의 병상 이용률

일정기간 중 재원환자의 실제 병상 이용수를 나타내며, 재원기간 중 환자의 연인원수를 이용 가능한 총 병상 수 × 기간 중 날수로 나눈 비율이다.

$$\text{일정기간의 병상 이용률} = \frac{\text{기간중 재원환자 연 인원수}}{\text{이용 가능한 총병상수} \times \text{기간중 날수}} \times 100$$

(3) 과별, 병동별, 특수진료별 병상 이용률

$$\text{특수진료별 병상 이용률} = \frac{\text{기간중 재원환자 연 인원수}}{\text{특수진료별 이용가능한 병상수} \times \text{기간중 날수}} \times 100$$

(4) 병상회전율(Bed Turnover Rate)

일정 기간 중 재원환자가 이용한 병상이 평균적으로 1병상당 몇 명의 입원환자를 수용하였는가를 의미하는 것으로서 병상이용률이 높을 경우에는 병상회전율이 증가하게 되어 병원의 수익성이 증대된다고 할 수 있다.

$$\text{병상회전율(회)} = \frac{(\text{퇴원환자실인원수} + \text{입원환자실인원수}) \div 2}{\text{평균가동병상수}}$$

5 퇴원환자 관련통계

퇴원환자 통계는 퇴원환자 의무기록을 이용하여 퇴원환자에 대한 내용을 분석 및 관리하는데 이용된다. 병원의 진료통계의 핵심이 되는 중요한 지표로써 병원경영에 다양하게 이용되며, 이러한 진료데이터 베이스는 내원환자의 진료정보로 나아가서는 특정 질병의 예방 그리고 병원경영 정보로도 활용한다.

1) 퇴원환자 통계분석 방법

대부분이 병원들이 구축하고 있는 전산프로그램으로 일일 퇴원환자 분석(auto-mated system)을 시행할 때는 퇴원환자에 관한 축적된 자료를 용이하게 사용할 수 있다. 즉, 많은 의료기관에서 정형화된 DB에 환자관련 기초자료를 입력하여, 통계 및 기본 자료들을 검색하고 이용할 수 있는 프로그램을 구축하여 사용하고 있다.

2) 퇴원환자 통계분석 항목

이 항목에는 퇴원일, 등록번호, 환자, 성명, 주민등록번호, 거주지, 퇴원과 퇴원병동, 입원일, 재원일수(length of stay, LOS), 입원과 환자유형(환자보험유형), 입원경로, 내원경위, 치료결과, 퇴원형태, 중환자실(intensive care unit, ICU), 종양 구분, 법정 전염병, 신생아 주수 사산수, 제왕절개 1개월 이내 재입원 원내감염, 수술일자, 수술과 수술종류 마취(anesthesia), 생검건수(biopsy), 원사인(underlying cause of death), 주진단(primary diagnosis), 기타 진단(other diagnosis), 추가진단(additional diagnosis) 수술환자 수, 수술건수, 주수술(primary operation), 기타 수술(other operation), 처치(procedure) 수술시간, 주호소증상(chief complaint), 전과(transfer), 협의진단(consultation) 전문의(staff) 등이 해당된다.

3) 퇴원분석 통계월보

재원환자의 기본적인 통계분석자료 항목을 입력하여 일일 퇴원환자 분석에서 월 단위로 출력하여 퇴원환자 통계월보를 산출한다. 의무기록부서에서는 보통 전산으로 퇴원에서 필요로 하는 일일, 월 통계표를 작성하여 활용하고 있다. 아울러 일상적으로 필요로 하고 있는 정형화된 통계자료 이외의 자료 필요 시에도 적합한 통계를 파악할 수 있도록 관계형 데이터 베이스를 이용하여 다양한 요구에 응해야 한다. 또한 일일 퇴원분석 통계월보와 재원환자 센서스월보는 진료통계 비교월보 작성 시에도 이용된다. 이들 통계월보는 과별 진료실적을 비교하고, 또 전년도의 실적과 비교하는 데에 이용되어 병원진료실적을 전체적으로 파악하고 분석하는데 귀중한 자료가 된다.

(1) 퇴원환자 분석

① 평균재원일수

일정기간 입원한 환자가 진료과별로 또는 환자유형별로 평균 재원한 일 수를 파악할 수 있다. 일반적으로 퇴원환자 실인원수는 일정기간 동안 매일 0시를 기준으로 그 이전 24시간 내에 퇴원수속을 행한 환자의 수이다.

$$\text{평균재원일수} = \frac{\text{퇴원환자 총재원일수}}{\text{퇴원환자 실인원수}}$$

② 총재원일수

퇴원환자 총재원일수는 퇴원환자 연인원수라고도 하며, 일정기간 동안 퇴원환자들의 재원일수를 누계한 값이다. 일정기간 동안 퇴원한 환자들의 재원일수 합계이다. 동일한 환자집단에 대한 단입법에 의한 총재원일수는 재원환자 연인원수와 일치하게 된다. 그러나 총재원일수는 퇴원환자로부터 계산하고 재원환자 연인원수는 입원하고 있는 환자로부터 계산하여 대상 환자집단이 상이하여 그 값은 다를 수 있다.

$$\text{총재원일수} = \text{일평균 재원환자 수} \times \text{평균 재원일수}$$

③ 병상이용률

일정기간 동안 가동병상 중에서 입원환자가 차지하는 비율이다. 이는 가동병상의 효율성을 판단하는 지표이다. 병상이용률이 병원의 규모에 따라 차이를 있을 수 있다. 왜냐하면, 병원규모가 큰 병원은 입원중심의 진료를 하고 규모가 작은 병원은 외래 중심의 진료를 하기 때문에 병상이용률이 높다.

일반적으로 평균재원일수가 길어지면 병상이용률이 높아지나 병상회전율은 낮아져 입원환자 1인당 일평균진료비는 감소한다. 따라서 병원에서는 수익증대를 위하여 평균재원일수를 단축시킴으로써 병상회전율을 높이려고 한다. 재원일수가 단축되는 경우, 입원환자 1인당 일당 진료비가 높아져서 수익률이 높아질 수 있다. 평균재원일수가 길어질수록 입원환자 1인당 진료비가 낮아지는 이유는 환자가 병원에 입원한 초기에는 진료비 단가가 높은 진료행위가 집중적으로 행해지기 때문이다.

병상이용율은 기간 중 재원환자 연인원수를 가동병상수와 기간 중 날수를 곱한 값으로 나눈 비율이다.

$$\text{병상이용률} = \frac{\text{기간중 재원환자 연인원수}}{\text{가동병상수} \times \text{기간중 날수}} \times 100$$

(2) 퇴원환자 관련 분석

① 재입원율 : 신생아 퇴원자를 제외한 퇴원환자 중 과거에 병원에 입원하고 퇴원한 과거력이 있는 환자가 얼마나 되는가를 나타내는 지표이다.

$$\text{재입원율} = \frac{\text{과별 재입원건수}}{\text{과별 퇴원환자수(신생아 제외)}} \times 100$$

② 전과율 : 재원환자가 한 번의 입원기간에 환자가 여러 과를 다니면서 진료를 받을 경우, 실제 진료한 각 과별 진료를 파악하기 위한 지표이다. 병원의 모든 통계는 퇴원시점에서 진료받은 모든 진료과를 포함하여 산정하기 때문이다.

$$전과율 = \frac{전과\ 건수}{본과\ 치료환자수} \times 100$$

③ 과별 협의환자 수 및 협의건수 분석 : 협의진단과 관련된 통계는 협의환자율과 협의건수율로 나누어 산출한다.

$$협의환자율 = \frac{협의환자수}{퇴원환자수} \times 100$$

$$협의건수율 = \frac{협의건수}{퇴원환자수} \times 100$$

6 의무기록 관련통계

1) 사망률(Mortality rate)

사망률과 관련된 사망환자에 관한 자료는 병원의 진료상태를 검토하고 평가하는 데에 있어서 중요한 자료이다. 통상적으로 입원 후 48시간 이내에 사망한 환자와 48시간 이후에 사망한 환자를 구분하여 비율을 계산하며, 이는 관련기관에서 보고하도록 요구하는 자료이다.

병원 입원을 사망으로 종결짓는 환자들의 수를 이용하여 조사명률, 순사망률, 마취사망률, 수술후사망률, 모성사망률, 신생아사망률 등 여러 가지 사망률을 계산한다.

사망률을 계산할 때 응급실 도착 당시 이미 사망해 있었던 환자, 입원수속을 밟지 않은 채 응급실에 있던 중 사망한 환자 및 사산아는 제외되며, 입원수속을 한 환자가 수술실, 특수치료실 등에서 사망한 환자는 포함시킨다.

(1) 조(組)사망률 (Gross death rate)

기간 중 총 퇴원 수에 대한 총 사망자 총수의 비율을 말하며 Hospital death rate이라고도 한다.

$$\text{조(組)사망률} = \frac{\text{기간 중 사망자 총수(신생아 포함)} \times 100}{\text{기간 중 총퇴원환자수(사망신생아 포함)}}$$

(2) 순(純) 사망률(Net death rate)

기간 중 48시간 이전 사망자를 제외한 총 퇴원 수에 대한 48시간 이후 사망자의 비율을 의미한다. 입원 후 48시간 이내라는 기간은 병원이 그 환자의 상태를 진단하고 치료하기에 충분하지 않은 시간으로 간주하여 48시간 이전 사망자를 포함시키지 않는다. 보통 조사망 대비 순사망율이 낮은 경우는 생명을 많이 구조하고 있다는 의미를 나타낸다.

$$\text{순(純) 사망률} = \frac{\text{기간 중 사망자총수(신생아 포함)} - \text{48시간 이전 사망자수} \times 100}{\text{기간 중 총퇴원환자수(사망 및 신생아 포함)} - \text{48시간 이전 사망자수}}$$

(3) 마취 사망률(Anesthesia death rate)

기간 중 마취를 시행했던 총 환자 수에 대한 마취제로 인한 사망수의 비율을 말한다. 마취와 사망에 인과관계가 있다는 것을 가려내기가 어려우므로 이것은 반드시 의사가 판정하여야 한다. 마취사망의 경우는 드물게 때문에 보통 1년 단위로 산출한다.

$$\text{마취 사망률} = \frac{\text{기간 중 마취 사망수} \times 100}{\text{기간 중 마취환자 총수}}$$

(4) 수술 후 사망률(Postoperative death rate)

기간 중 총 수술환자 수에 대한 수술 후 사망자 수의 비율을 말한다. 수술 후 사망(POD)이란 수술 후 10일 이내(수술일+9일)에 수술과 관련되어 발생한 사망을 말한다.

$$\text{수술 후 사망률} = \frac{\text{기간 중 수술 후 10일 이내의 사망자 수} \times 100}{\text{기간 중 수술환자의 총수}}$$

(5) 모성 사망률(Hospital maternal death rate)

모성 사망이란 임신과 관련된 사망으로 분만, 분만 후 입원, 유산, 미분만 등의 경우가 모두 포함된다. 임신, 분만 및 산욕에 관련된 합병증으로 사망한 것을 직접모성사망(direct maternal death)이라 하고 당뇨, 폐결핵 등 원래 가지고 있던 병이 임신으로 인하여 악화되어 사망한 것을 간접모성사망(inderect maternal death)이라 한다. 임신이나 분만에 관계없이 어떤 사고로 인하여 임산부가 사망한 경우에는 모성사망에서 제외된다. 병원에서는 주로 직접모성사망을 계산한다.

기간 중 산과 퇴원 총수에 대한 모성 사망자수의 비율이며, 모성 사망은 자주 발생하지 않으므로 1년을 기준으로 산출한다.

$$\text{모성 사망률} = \frac{\text{기간 중 모성사망수} \times 100}{\text{기간 중 산과퇴원 총수(사망포함)}}$$

(6) 병원신생아 사망률(Hospital neonatal death rate)

기간 중 그 병원에서 출생한 신생아 총 퇴원 수에 대하여 사망 퇴원한 신생아의 비율을 말한다. 사산아는 포함되지 않고 살아서 출생한 아기만이 포함되며, 분만 직후 입원한 아기는 소아과 환자가 되므로 여기에서 제외된다. 신생아 사망은 일반적으로 출생 후 28일 이내에 일어나는 만기 신생아 사망을 말한다.

$$\text{병원신생아 사망률} = \frac{\text{기간 중 신생아 사망수} \times 100}{\text{기간 중 신생아 퇴원수(사망포함)}}$$

2) 감염률(Infection rate)

병원감염이란 환자가 병원에서 진료를 받는 과정에서 발생한 감염으로서 hospital-acquired infection이라고 한다. 병원감염은 환자의 진료 과정에 영향을 줄 뿐 아니라, 사망의 원인으로 작용할 수도 있다. 일반적으로 병원에서는 감염위원회를 설치하여 병원 내에서 발생하는 감염을 조사하여 통계를 산출하여, 감염 발생을 예방하며 이의 발생을 극소로 줄여서 환자와 병원 종사자의 안전 도모를 꽤한다. 환자가 병원 내에서 감염에 관한 의학적 판단은 의사가 하여야 한다. 의무기록사는 감염이 의심되는 경우에 이를 감염위원회에 의뢰하여 감염 여부를 판단하도록 하고 있다.

(1) 병원감염률(Nosocomial infection rate)

병원감염률은 일정 기간 중 총 퇴원환자 수에 대한 병원감염 발생 환자의 비율을 말한다.

여기에는 병원 전체 감염률. 과별 감염률, 병동별, 그리고 감염 종류별 감염률으로 구분하여 산출할 수 있다.

$$\text{병원감염률} = \frac{\text{기간 중 병원감염 발생 환자수} \times 100}{\text{기간 중 총퇴원환자수(사망포함)}}$$

(2) 수술 후 감염률(Postoperative infection rate)

기간 중 시행한 수술 총 건수에 대한 수술 후 감염수의 비율을 말한다. 수술 후 감염이란 감염된 상태에서 수술한 경우는 제외하고 깨끗한 상태에서 수술한 경우에 수술 후 감염이 발생한 것만 포함된다. 수술 후 수술부위 감염률을 계산할 때는 수술 총 건수에 대한 비율인지 아니면, 깨끗한 상태에서 수술한 수술건수에 대한 비율인가를 반드시 명시해야 한다.

$$\text{수술 후 감염률} = \frac{\text{기간 중 수술 후 감염수} \times 100}{\text{기간 중 총수술 건수}}$$

3) 부검률(Autopsy rate)

부검률이란 사망환자에 대한 부검수의 비율을 말한다. 병원부검률(hospital autopsy rate)은 그 병원 환자였던 사망자로서 부검이 가능한 사망수에 대하여 그 병원 병리실에서 시행된 부검수의 비율을 뜻한다.

$$\text{부검률} = \frac{\text{기간 중 사망퇴원 가운데 부검한 수} \times 100}{\text{기간 중 사망퇴원 총수 - 법적문제로 이송한 미부검수}}$$

신생아의 사망이나 부검은 포함되나 사산아의 경우는 사망수나 부검수에 포함시켜서는 안 된다.

(1) 조부검률(gross autopsy rate)

조부검률은 기간 중 사망자 총수에 대한 부검자의 비율을 말한다. 이는 입원환자 사망만을 포함한다.

$$\text{조부검률} = \frac{\text{부검수}}{\text{사망자 총수}} \times 100$$

(2) 순부검률(net autopsy rate)

순 부검률이란 기간 중 법적문제로 인하여 다른 곳으로 이송된 사체를 제외한 총 사망에 대한 부검수의 비율을 말한다. 실제로 병원에서는 순부검률(net autopsy rate)을 활용한다.

$$\text{순부검률} = \frac{\text{부검수}}{\text{사망자 총수 - 법적문제로 이송한 미부검수}} \times 100$$

4) 신생아에 관한 비율

(1) 사산율(Stillbirth rate)

병원 태아사망률이라고도 하며, 기간 중 총 출생수에 대한 태아 사망자 수의 비율을 의미한다. 출생아 총수는 살아서 출생한 아기와 사산아 모두를 포함하는 수이다.

$$\text{사산율} = \frac{\text{기간 중 사산아수} \times 100}{\text{기간 중 출생아수(신생아 + 사산아수)}}$$

(2) 병원 출생전후기 사망(Hospital perinatal mortality)

출생전후기 사망이란 태아 사망과 신생아기 사망 및 분만 후 28일 이내 사망을 모두 포함한다. WHO에 의하여 출생전후기(perinatal period)라 함은 임신 22주부터 출생 후 7일까지의 기간으로서 정하고 있어 사산아와 조기신생아 사망이 해당된다.

$$\text{출생 전후기 사망률} = \frac{\text{7일 미만 사망아수 + 임신 28주 이후 사망수}}{\text{출생아수}} \times 1{,}000$$

5) 제왕절개율(Cesarean section rate)

기간중 분만 총수에 대한 제왕절개수의 비율로서, 사산아, 산영아, 미숙아 과숙아 간에 분만은 모두 포함되며, 여러 태아를 분만해도 분만 수 제왕절개 수는 한

건으로 계산한다.

$$제왕절개율 = \frac{기간\ 중\ 제왕절개수 \times 100}{기간\ 중\ 분만총수}$$

6) 병상회전수(Bed turnover rate)

일정기간 동안 한 개의 병상이 그 사용자(환자)를 바꾼 평균 횟수를 말한다. 이것은 병원 침상 이용을 측정하는 한 방법이 되며 병상이용률과 재원기간의 변화를 보여주는 자료이다. 이것은 일정기간 동안 한 개의 병상을 사용한 평균 환자수와 같은 의미가 된다.

병상회전율을 계산하는 공식은 다음과 같이 두 가지가 있다.

• 직접산정 공식

$$병상회전수 = \frac{기간\ 중\ 총퇴원환자수(사망포함)}{기간\ 중\ 사용\ 가능했던\ 평균병상}$$

• 간접산정 공식

$$병상회전수 = \frac{병상이용율 \times 기간\ 중\ 사용가능했던\ 병상수}{평균재원일수}$$

7) 병원회전율

일정기간 동안의 실제 입원환자 수 또는 실제 퇴원환자 수를 평균 가동병상수로 나눈 비율로 병상당 입원환자를 몇 명 수용하였는가를 측정하는 병상이용의 효율성을 측정하는 지표이다. 이것은 일정기간 동안 한 개의 병상을 사용한 평균 환자 수와 같은 의미가 된다. 병상회전율이 짧을수록 병상이용률이 높다는 것을 의미하며, 병상회전율이 긴 경우에는 너무 많은 병상을 가동하고 있다는 것으로 병상 조정을 의미하기도 한다.

병상회전율은 병원의 시설 특히 병상이용의 평가에서 평균 재원일수, 병상이용률과 함께 중요한 자료로 사용되며 타 병원과 비교해 보거나 한 병원에서 기간

별로 비교해 볼 수가 있다. 병상이용률이 같은 두 병원의 자료를 비교해 볼 때 평균 재원일수가 긴 병원의 병산회전율은 낮을 것이고 평균 재원일수가 짧은 병원의 병상회전율은 높을 것이다. 또 병상이용률은 낮아도 병상회전율이 높은 병동의 환자수가 평균 재원일수가 짧고 병상이용률이 높은 병동의 환자수보다 많을 수도 있다. 이렇게 병상회전율은 병상이용의 강도(intensity)를 측정하는 자료로 사용한다.

$$\text{병원 회전율} = \frac{\text{실제 입원(퇴원) 환자수}}{\text{평균 가동병상수}} \times 100$$

8) 진료통계 비교월보(Comparative report of professional perfomance)

매일 퇴원 차트를 분석하고 집계 내어 일일 퇴원분석 통계월보를 작성하였고 한편 매일 일정한 시간에 실시한 센서스 자료를 이용하여 재원환자 센서스 월보를 작성한다. 이 두 가지를 월보를 이용하여 과거 자료와 비교하여 변화 여부를 한눈에 쉽게 파악할 수 있는 진료통계비교월보를 작성할 수 있다.

9) 진료통계 연보

모든 병원은 12개월의 월보를 작성하고 병원의 회계연도에 맞추어 1년을 단위로 한 연보를 작성하며, 이 진료통계연보는 영구 보존해야 한다.

7 진료실적 관련통계

1) 외래환자통계

내원한 외래환자수를 매일 매일 집계하여 월말에 그 달의 환자수를 파악하여 전달 혹은 전년도 같은 달의 환자수를 비교함으로써 외래환자의 증감정도를 파악한다. 보통 외래환자는 초진 · 재진, 보험 · 일반 등으로 구분한다. 그러나 내원환자 중 건강검진 수검자의 경우는 어떤 상병의 징후를 보인 것이 아니기 때문에 진료 수속을 밟지 않아 외래환자수 통계에서 제외하는 것이 일반적이다.

(1) 일일평균 외래환자수

하루에 평균적으로 몇 명이 내원하여 진료를 받았는가를 나타내는 지표이다. 외래환자 연인원수를 외래진료일 수로 나눈 값으로서, 외래환자 연인원수는 기간 중 신환 · 구환 환자를 합한 수이며, 외래진료일 수는 연간 일요일 공휴일 등을 제외한 일수로 보통 280일 정도이다.

$$\text{일일평균 외래환자 수} = \frac{\text{외래환자 연 인원수}}{\text{외래진료일수}}$$

(2) 외래환자 초진율

일정기간 동안 연 외래환자 중 초진환자가 차지하는 비율로서 일정 시점에서 이 비율의 비교를 통해 그 병원의 외래환자 증감을 예측할 수 있다. 연 외래환자수는 신환과 구환을 포함한다.

$$\text{외래환자 초진율} = \frac{\text{기간 중 초진 환자수} \times 100}{\text{기간 중 연 외래환자수}}$$

(3) 평균 내원횟수

일정기간중 외래환자 1인이 평균 몇 번 내원했는가를 나타내는 지표이다. 외래실인원수는 기간 중 외래환자 인원수이다.

$$\text{평균 내원횟수} = \frac{\text{기간 중 연 외래환자수}}{\text{기간 중 외래 실인원수}}$$

(4) 1일 평균 외래환자 수

일정기간중 하루에 평균 몇 명의 외래환자가 내원했는가를 나타내는 지표로서 외래진료일수에 공휴일은 제외한다.

$$\text{1일 평균 외래환자수} = \frac{\text{기간 중 연 외래환자수}}{\text{기간 중 외래 진료일수}}$$

(5) 병상당 1일 평균 외래환자수

병상당 일일 평균 외래환자수를 나타낸 비율이며, 병원간의 비교를 위해 필요한 지표이며, 보통 100병상을 기준으로 산출한다.

$$\text{병상당 1일 평균 외래환자수} = \frac{\text{기간 중 1일 평균 외래환자수}}{\text{기간 중 평균 가동병상수}}$$

(6) 외래환자 과별 구성비

일정기간중 연 외래환자에 대한 진료과별 구성비이다.

$$\text{외래환자 과별 구성비} = \frac{\text{진료과별 외래환자} \times 100}{\text{기간 중 연 외래환자}}$$

(7) 외래환자 입원율

일정기간 동안의 외래환자 중 입원한 실인원을 나타낸 비율이다.

$$\text{외래환자 입원율} = \frac{\text{기간 중 실입원환자수} \times 100}{\text{기간 중 연 외래환자수}}$$

(8) 초진환자 입원율

일정기간 동안의 초진환자 중 입원한 실인원을 나타낸 비율이다.

$$\text{초진환자 입원율} = \frac{\text{기간 중 초진환자 중 입원한 실인원} \times 100}{\text{기간 중 초진환자수}}$$

2) 응급환자 통계

(1) 응급환자율

연간 외래환자 중에서 응급환자가 차지하는 비율을 나타낸 비율이다. 응급환자는 외래환자로 취급되어 외래환자 수에 포함되며, 응급환자 수는 연 환자 수로 계산하지 않고 실 환자 수로 계산한다. 응급환자 중에는 입원을 필요로 하는 경우가 많으며, 병실부족으로 응급실에서 며칠씩 대기하는 환자는 외래환자가 아니고 입원환자로 보는 것이 보통이다. 건강보험에서는 응급실에서 6시간 이상 치료하는 환자는 입원환자로 분류하고 있다.

$$\text{응급환자율} = \frac{\text{응급환자 실인원수}}{\text{외래환자 연 인원수}} \times 100$$

(2) 응급환자 입원율

응급환자 실인원에 대한 응급환자 중 입원환자 수의 비율을 나타낸 지표이다. 응급실 입원환자란 응급실에서 진료를 받은 후 응급실에 위치한 입원병상을 차지한 환자를 뜻한다.

$$\text{응급환자 입원율} = \frac{\text{응급환자 중 입원환자수}}{\text{응급환자 실인원수}} \times 100$$

(3) 응급실 경유 입원율

입원환자 실인원에 대한 응급환자 중 입원환자 수의 비율을 나타낸 지표이다. 응급실 경유 입원환자란 응급실을 통하여 입원이 이루어진 환자를 말한다.

$$\text{응급실 경유 입원율} = \frac{\text{응급환자 중 입원환자수}}{\text{응급환자 실인원수}} \times 100$$

3) 진료수익통계

이 통계는 병원의 운영을 얼마나 효율적이고 효과적으로 실시하였으며, 미래 병원운영의 방향을 설정하는데 중요한 자료가 될 수 있다. 여기에서 주로 활용하고 있는 지표는 환자의 1인당 일평균 진료비와 원평균 진료수익이 해당된다.

(1) 1인당 일평균 진료비

① 외래환자 1인당 일평균 진료비

이는 외래수익을 연 외래환자 수로 나눈 비율이다. 진료수익은 환자수와 환자 1인당 평균진료비의 곱으로 계산하기 때문에 환자 1인당 평균진료비 수준이 병원 수익성과 직접적으로 관련된 중요한 지표이다.

환자 1인당 평균진료비는 환자 질환의 난이도와 의료의 질적 수준과 관련있기 때문에 의료서비스 관리에 따른 환자의 유치에 중요한 의미를 갖는다. 또, 진료과별로 분류하여 파악할 경우 진료과별로 1인당 일평균 진료비를 알아 볼 수 있어 어느 진료과에서 수익을 어떻게 내고 있는 가를 알 수 있다.

$$\text{외래환자 1인당 일평균 진료비} = \frac{\text{외래수익}}{\text{연 외래환자수}}$$

② 입원환자 1인당 일평균 진료비

이 지표는 입원수익을 연 입원환자 수로 나눈 비율이다.

$$\text{입원환자 1인당 일평균 진료비} = \frac{\text{입원수익}}{\text{연 입원환자수}}$$

(2) 100병상당 월평균 수익

100병상당 월평균 외래수익과 100병상당 월평균 외래수익으로 구분하여 산출할 수 있고 진료과별, 환자종류별, 진료항목별 100병상당 월평균 수익으로 세분하여 분석할 경우, 어떤 종류의 진료과, 환자종류, 진료항목에게서 월평균 어느 정도의 수익이 발생하는가를 알 수 있다.

① 100병상당 월평균 외래수익

연간 외래수익을 기간 중 월수로 나누고 100병상으로 환산한 수익이다.

$$\text{100병상당 월평균 외래수익} = \frac{\text{외래수익} \div \text{12월}}{\text{평균 가동병상수} \div \text{100병상}}$$

② 100병상당 월평균 입원수익

연간 입원수익을 기간 중 월수로 나누고 100병상으로 환산한 수익이다.

$$\text{100병상당 월평균 입원수익} = \frac{\text{입원수익} \div \text{12월}}{\text{평균 가동병상수} \div \text{100병상}}$$

8 건강보험 관련통계

1) 삭감률

삭감률은 삭감유형별, 진료항목별로 산출할 수 있으며, 삭감유형에는 산정착오, 수가적용착오, 급여기준적용착오, 계산착오, 재료대 과다 청구, 소명자료 미제출 등이 있으며, 진료항목별로 기본진료료, 검사료, 영상진단 및 방사선 치료료, 투약 및 처방료, 주사료, 마취료, 이학요법, 정신요법료, 처치 및 수술료, 약제비, 입원환자 식대 등이 있다.

$$\text{삭감률} = \frac{\text{삭감액} \times 100}{\text{보험급여청구액}}$$

2) 이의 신청률

병원에서 보험자부담금을 청구한 후 심사결과 통지서를 상세히 분석하여 진료비 삭감에 대한 적정성을 파악하여 부당 삭감 시 이의신청을 할 수 있다.

$$\text{이의신청률} = \frac{\text{이의신청액} \times 100}{\text{삭감액}}$$

3) 회수율

회수율은 삭감액에 대한 회수율과 이의 신청액에 대한 회수율로 나누어진다.

$$\text{회수율} = \frac{\text{회수액} \times 100}{\text{삭감액}}$$

$$\text{회수율} = \frac{\text{회수액} \times 100}{\text{이의신청액}}$$

4) 질병발생률

일정기간 단위 인구당 질병이 발생한 환자수를 나타낸 비율로서 질병에 걸릴 확률 또는 위험도를 나타낸다.

$$\text{질병 발생률} = \frac{\text{일정기간에 특정 질병에 걸린 수}}{\text{일정기간의 중앙인구}} \times 100$$

5) 발병률

특정질환의 전체 이환기간 중 위험에 노출된 인구에 새로 발생한 환자수를 나타낸 비율이다.

$$\text{발병률} = \frac{\text{유행기간 중 새로 발생한 환자수}}{\text{위험에 노출된 인구수}} \times 100$$

6) 유병률

일정시점 또는 일정기간동안의 인구중 존재하는 환자의 비율이다.

$$\text{시점 발병률} = \frac{\text{일정시점에 존재하는 환자수}}{\text{일정시점에서 인구수}} \times 100$$

$$\text{기간 유병률} = \frac{\text{일정기간 내 존재하는 환자수}}{\text{일정기간 동안의 인구수}} \times 100$$

7) 이환율

일정기간 관찰한 인구집단에 대한 환자수를 나타낸 비율로서 질병 발생률과 유병률이 이에 해당된다.

$$\text{이환율} = \frac{\text{일정기간의 환자수}}{\text{일정기간의 전체인구}} \times 100$$

8) 치명률

어떤 질병에 걸린 환자수 중에서 그 질병으로 인하여 사망한 비율이다.

$$\text{치명률} = \frac{\text{어떤 질병으로 사망한 환자수}}{\text{어떤 질병의 환자수}} \times 100$$

9) 사망율

(1) 보통 사망률

인구 1,000명당 1년간 발생한 총 사망자 수를 나타내는 비율

$$\text{보통 사망률} = \frac{\text{연간 총사망자수}}{\text{연간 인구}} \times 100$$

(2) 영아 사망율

출생 후부터 1년 이내 사망한 영아의 비율

$$\text{영아 사망률} = \frac{\text{1세 미만의 연간 사망수}}{\text{연간 출생수}} \times 1{,}000$$

(3) 신생아 사망률

출생 후부터 4주 이내 사망한 신생아의 비율

$$\text{신생아 사망률} = \frac{\text{1년간 생후 28일 미만의 사망수}}{\text{연간 출생수}} \times 1{,}000$$

(4) 주산기 사망률

임신 8개월 이후의 사산 수와 생후 1주 미만의 사상 수의 사망비율

$$\text{주산기 사망률} = \frac{\text{임신 8개월 이후의 사산수 + 생후 1주 미만의 사상수}}{\text{연간 출생수}} \times 1{,}000$$

(5) 비례사망률

연간 사망자수 중 특정 질병에 의한 사망자의 비율

$$비례\ 사망률 = \frac{연간특정\ 질병으로\ 인한\ 사망자수}{연간\ 사망자수} \times 1{,}000$$

(6) 건당 요양급여비용(급여비)

건당 요양급여비용 = 요양급여비용총액(급여비) ÷ 청구건수

(7) 내원일당 요양급여비용(급여비)

내원일당 요양급여비용 = 요양급여비용(급여비)÷내원일수

(8) 요양일단 요양급여비용(급여비)

요양일단 요양급여비용 = 요양급여비용(급여비)÷요양일수

(9) 원외처방횟수당 처방일수

원외처방횟수당 처방일수 = 원외처방일수÷총처방횟수

(10) 원외처방율

원외처방율 = 원외처방횟수÷내원일수 ×100

정 · 답 제3장 기술통계

문제 3.1〉

(1) ① 9 ② 5cm ③ 170~175 ④ 26명 ⑤ 67.5%

문제 3.2〉

(1) *26%*

시청 시간(시간)	도수(명)	상대도수
0이상 ~ 1미만	7	0.14
1 ~ 2	20	0.40
2 ~ 3	10	0.20
3 ~ 4	8	0.16
4 ~ 5	5	0.10
합 계	50	1

(2)

운동시간(분)	도수(명)	상대도수	누적도수(명)
0 ~ 9.5	4	0.10	4
9.5 ~ 19.5	8	0.20	12
19.5 ~ 29.5	5	0.125	17
29.5 ~ 39.5	12	0.30	29
39.5 ~ 49.5	6	0.15	35
49.5 ~ 59.5	5	0.125	40
합 계	40	1	

문제 3.4〉

(1) *평균 : 64.5점*

(2) *197cm*

(3) *단순산술평균 : 12.5%　가중산술평균 : 10%*

문제 3.5〉

(1) 평균 : 77점

(2) A : B = 1 : 2

(3) 독서량 : 6.22권

문제 3.6〉

(1) 2.8

(2) 표준편차 : $\sqrt{1.2}$

(3) 35

(4) 표준편차 : $\sqrt{3}$

(5) 분산 : 23/11

문제 3.7〉

(1) ① 25　② 28명　③ 22%

(2) ① 7　② 55%　③ 80점　④ 분산 : 134

정 · 답 제3장 연습문제

01 — 2

02 — ① 24명 ② 27명

03 — 사용 시간이 더 많은 편인지 말하시오.

PC 사용 시간(분)	도수(명)		상대도수	
	1학년	2학년	1학년	2학년
0 ~ 29분 30초	5	6	0.10	0.15
29분 30초 ~ 59분 30초	8	16	0.16	0.40
59분 30초 ~ 89분 30초	12	8	0.24	0.20
89분 30초 ~ 119분 30초	18	6	0.36	0.15
119분 30초 ~ 149분 30초	7	4	0.14	0.10
합 계	50	40	1	1

04 — 400명

05 — 9 : 8

06 —

성적(점)	도수(명)	누적도수(명)	상대도수
97.5 ~ 49.5	1	1	0.04
49.5 ~ 59.5	4	5	0.16
59.5 ~ 69.5	4	9	0.16
69.5 ~ 79.5	8	17	0.32
79.5 ~ 89.5	6	23	0.24
89.5 ~ 99.5	2	25	0.08

07 5:8

성적(점)	A반		B반	
	도수(명)	상대도수	도수(명)	상대도수
39.5 ~ 49.5				
49.5 ~ 59.5	a	b	c	d
59.5 ~ 69.5		0.04	5	
69.5 ~ 79.5	5			0.10
79.5 ~ 89.5				
89.5 ~ 99.5				
합 계	e		f	

08 20%

09 평균 : 64.8점

10 A =0.52 B =0.16

11 a =6 b =10

12 0

13 a =3, b =2

14 평균 : 51.3*kg*

15 평균 : 82점

16 마지막시험점수 : 91점

17 표준편차 : $\sqrt{12.25}$

18 표준편차 : $\sqrt{7.9}$

19 표준편차 : $\sqrt{1.8}$

⑳ 표준편차 : $2\sqrt{19}$

㉑ 평균 : M+2 표준편차 : S

㉒ 35

㉓ 평균 : 29

㉔ 표준편차 : $\sqrt{7}$

㉕ 평균 : 7 분산A : 20 B : 40 C : 14 D : 66

㉖ A반 평균 : 80 표준편차 : 2 CV=2.5

B반 평균 : 82 표준편차 : 4 CV=4.9

㉗ ① 7명 ② 16명 ③ 8.3점 ④ 40%

㉘ ① 7 ② 55% ③ 80점 ④ 134

정 · 답 제3장 추리통계

문제 4.1〉

(1) 6가지

(2) 9가지

(3) 80개

(4) 24가지

(5) 45가지

문제 4.2〉

(1) dbaec

(2) ${}_{20}P_3$ =6840가지

(3) $5\times{}_5P_3$ =300가지 $4\times4\times3\times3$ =144가지

(4) ${}_3P_2\times4!$ = 144가지 $3!\times3!\times2$ =72가지

(5) $(5-1)!\times2^5$ =768가지

(6) ${}_4\Pi_3$ =64가지

(7) $4\times5^3\times3$ =1500가지

(8) $\frac{3!}{2!\times1!}\times\frac{5!}{3!\times2!}$ =30가지

문제 4.3〉

(1) ${}_{40}C_2$ =780가지

(2) ${}_8C_3\times{}_5C_2$ = 560가지

(3) ${}_7C_3\times{}_8C_2$ = 980가지

(4) ${}_nC_2$ = 465 n=31

(5) ① ${}_8C_2$ =28가지

② ${}_{2}C_{1} \times {}_{8}C_{3}$ =112가지

③ ${}_{8}C_{4}$ =70가지

(6) ① ${}_{10}C_{2}$ = 45개

② ${}_{10}C_{3}$ =120개

③ ${}_{10}C_{4}$ = 210개

(7) ${}_{7}C_{4} \times {}_{7}C_{3}$ = 70가지

(8) ${}_{4}C_{2} \times {}_{6}C_{3} \times 5!$ =14400가지

문제 4.4〉

(1) 1/6

(2) ${}_{6}P_{3}/216$ = 5/9

(3) 33/50

(4) $({}_{8}C_{1} \times {}_{2}C_{1})/{}_{10}C_{2}$ = 16/45

(5) 18/35

(6) $({}_{5}C_{2}/{}_{10}C_{2}) \times 2$ = 4/9

(7) 240/500=12/25

(8) ${}_{4}C_{2}/{}_{5}C_{3}$ = 3/5

(9) $(4! \times 3!)/6!$ = 1/5

(10) $({}_{4}C_{1} \times {}_{6}C_{2})/{}_{10}C_{3}$ = 1/2

(11) ① $(2 \times {}_{4}P_{3})/{}_{5}P_{4}$ = 2/5

② $({}_{4}P_{3} + 3 \times {}_{3}P_{2})/{}_{5}P_{4}$ = 7/20

(12) 2/5

(13) 1/4

(14) ${}_{x}C_{3}/{}_{10}C_{3}$ =1/6 x=6

(15) (8+12+12+8)/216=5/27

문제 4.5〉

(1) 5/36+8/36−2/36=11/36

(2) $\dfrac{{}_4C_1 \times {}_6C_1 + {}_4C_2}{{}_{10}C_2} = 2/3$

(3) 1−5/21=16/21

(4) 5/6

(5) 3 또는 4

문제 4.6〉

(1) (4/10)×(4/10)×(4/10)=4/25

(2) 63/1000

(3) $P(B) = \dfrac{1}{3}, P(C) = \dfrac{1}{6}, P(B \cup C) = 4/9$

(4) (2/9)/(1/3+2/9+4/27)=6/19

(5) $P(A) = \dfrac{3}{6}, P(B) = \dfrac{3}{6}, P(C) = \dfrac{2}{6}$

$P(A \cap B) = \dfrac{2}{6}, P(B \cap C) = \dfrac{1}{6}, P(A \cap C) = \dfrac{1}{6}$

문제 4.7〉

(1) 64/81

(2) $11 - {}_3C_0 (0.1)^0 (0.9)^3 = 1271/1000$

(3) 13/16

(4) 50/51

(5) ${}_4C_3 (\frac{1}{2})^3 (\frac{1}{2})^1 \times \frac{1}{2} + {}_4C_3 (\frac{1}{2})^3 (\frac{1}{2})^1 \times \frac{1}{2} = 1/4$

문제 4.8〉

(1) 1500원

(2) 20개

(3) 250원

(4) 3000원 손해

(5) 61개 이상

문제 4.9〉

(2) 7/12

문제4.10〉

(1) $1500\sqrt{5}$

(2) $E(Y)=10,\ V(Y)=\dfrac{35}{3},\ \sigma(Y)=\dfrac{\sqrt{105}}{3}$

(3) a=−1/55, b=1/5, 2/11

(4) 750원

(5) ① $E(X)=1$ $V(X)=1/2$

② $E(4X)=4E(X),\ V(4X)=16V(X)$

③ $E(4X+5)=4E(X)+5,\ V(4X+5)=16V(X)$

문제 4.11〉

(1) 3/8

(2) 평균:4, 분산:2.4

(3) 평균:12, 분산:10

(4) 평균:2 분산: $\sqrt{3}$

(5) 800, $4\sqrt{10}$

문제 4.12〉

(1) P(−2≦Z≦3)= 0.9759

(2) $P(X \geq 25)=P(Z \geq 1.25)=0.1056$

(3) $B(100,0.1), N(10,3^2), P(X \geq 16) = P(Z \geq 2) =$ 0.0228

(4) $N(150,10^2),\ P(130 \leq X \leq 170) = P(-2 \leq Z \leq 2) =$ 0.9544

(5) ① k=1.96

② k=2.58

문제 4.13〉

(1) ① 모평균:4, 모분산:8

②

X	1	2	3
P(X)	0.1	0.5	0.4

③ $E(\overline{X})$=4, $V(\overline{X})$=4

(2) $E(\overline{X})$=50, $\sigma(\overline{X})$=3/4

(3) N(87,1), 0.8185

(4) 0.8882

(5) *(100, 1/9)*, $P(\overline{X} \leq 894/9) = P(Z \leq -2) =$ 0.02, 20상자

문제 4.14〉

(1) 2.902≦m≦3.098

(2) 117.936 $\leq m \leq$ 122.064

(3) 61.4656 ⇒ n=62 이상

(4) 2배

정 · 답 제4장 연습문제

01 8가지

02 2가지 (2,2) (4,1)

03 $7! \times 4! = 120960$가지

04 $3 \times 6! = 2160$가지

05 ${}_3\Pi_2 \times 8! = 362880$가지

06 ① ${}_2P_2 \times {}_{10}P_6 \times {}_{12}P_8 \times {}_6P_4 = 1.25 \times 10! \times 12!$ 가지

② ${}_2P_2 \times {}_9P_5 \times {}_{10}P_6 \times {}_5P_3 = 15 \times 7! \times 10!$ 가지

07 ${}_8C_2 \times {}_6C_2 \times {}_4C_2 \times {}_2C_2 = 2520$가지

08 ${}_4C_2 \times 8+8+4+2+1+1 = 64$경기

09 ① ${}_nC_2 = 12$명

② ${}_4C_3 \times {}_8C_4 = 280$가지

10 ① 15/216=5/72

② 19/216

11 x=6 y=4

12 $\frac{{}_xC_2}{{}_6C_2} = \frac{2}{5} \Rightarrow x = 4$ 검은 공 : 2개

13 (10×6)/126=10/21

14 π/50

⑮ P(E)=53/80 P(B)=1/8 10/53

⑯ (1/2)×(3/8)+(1/2)×(5/8)×(3/4)+(1/2)×(3/4)×(3/8)=9/16

⑰ 992/3125

⑱ (6+90)/216=4/9

⑲ ① ${}_5C_3(\frac{1}{5})^3(\frac{4}{5})^2 = 32/625$

② ${}_5C_4(\frac{1}{5})^4(\frac{4}{5})^1 + {}_5C_5(\frac{1}{5})^5(\frac{4}{5})^0 = 21/3125$

⑳ $E(X) = 2.7$개, 기댓값=8100원

㉑ ① 평균:1, 분산:1/2

② a=1일 때, 최소값:1/2

㉒ 평균:9/4, 분산:45/112

㉓ a=4 b=5

㉔ 0.0668

㉕ 0.1574

㉖ ① 0.4400

② $P(X \geq x) =$ 약 72점 이상

㉗ $P(1.5 \leq Z \leq 3) = 0.0655$

㉘ 약 88회

㉙ ① 19.77%, 0.2%

② 1.97%, 0%

㉚ 0.6826

(31) 350점

(32) B(100,0.8) ⇒ N(80,16) $P(X \geq 86) = 0.0668$ 6.68%

(33) $88.7 \leq m \leq 90.5$

(34) $173.7 \leq m \leq 175.1$

(35) 666 이상

(36) 64

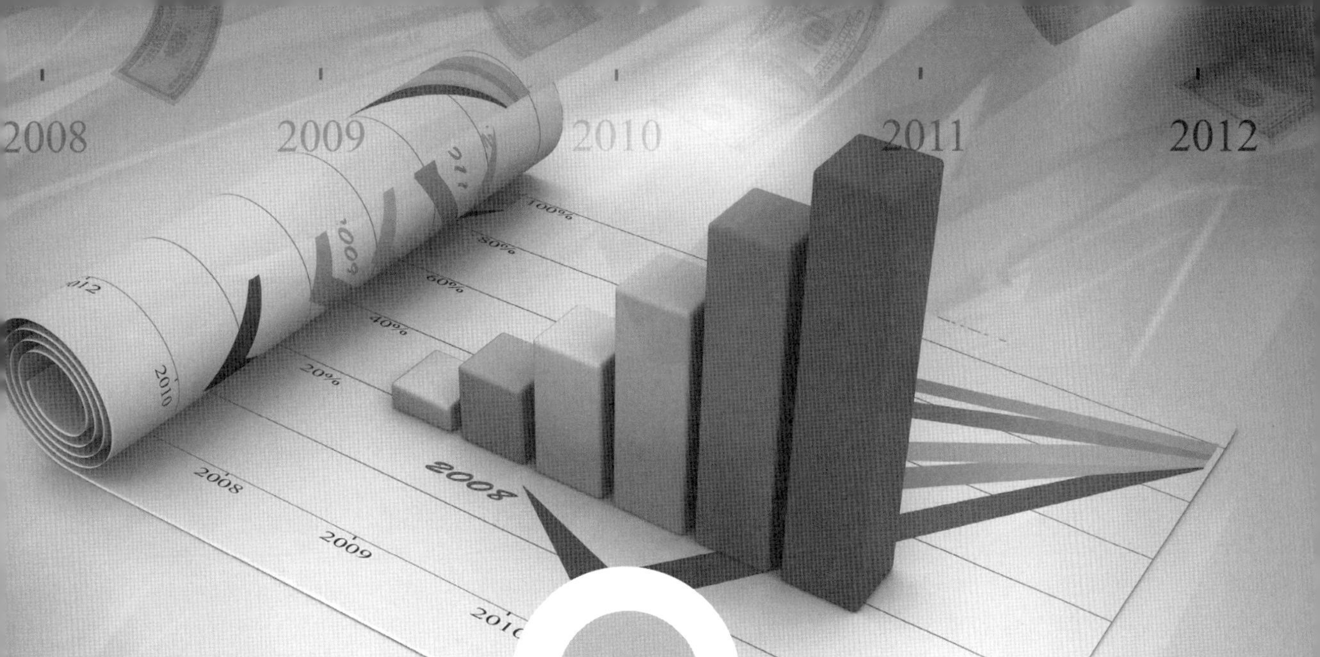

부록

1. 난수표
2. 정규분포
3. t-분포
4. F-분포

1. 난수표

col. 1	col. 2	col. 3	col. 4	col. 5	col. 6	col. 7	col. 8
3831	7167	1540	1532	6617	1845	3162	0210
6019	4242	1818	4978	8200	7326	5442	7766
6653	7210	0718	2183	0737	4603	2094	1964
8861	5020	6590	5990	3425	9208	5973	9614
9221	6305	6091	8875	6693	8017	8953	5477
2809	9700	8832	0248	3593	4686	9645	3899
1207	0100	3553	8260	7332	7402	9152	5419
6012	3752	2074	7321	5964	7095	2855	6123
0300	0773	5218	0694	3572	5517	3689	7220
1382	2179	5685	9705	9919	1739	0356	7173
0678	7668	4425	6205	4158	6769	7253	8106
8966	0561	9341	8986	8866	2168	7951	9721
6293	3420	9752	9956	7191	1127	7783	2596
9097	7558	1814	0782	0310	7310	5951	8147
3362	3045	6361	4024	1875	4124	7396	3985
5594	1248	2685	1039	0129	5047	6267	0440
6495	8204	9251	1947	9485	3027	9946	7792
9378	0804	7233	2355	1278	8667	5810	8869
2932	4490	0680	8024	4378	9543	4594	8392
2868	7746	1213	0396	9902	4953	2261	8117
3047	6737	5434	9719	8026	9283	6952	1883
3673	2265	5271	4542	2646	1744	2684	4956
0731	8278	9597	0745	9682	8007	7836	2771
2666	3174	0706	6224	4595	2273	0802	9402
5879	3349	9239	2808	8626	8569	6660	9683
7228	8029	3633	6194	9030	1279	2611	3805
4367	2881	3996	8336	7933	6385	5902	1664
1014	9964	1346	4850	1524	1919	7355	4737
6316	4356	7927	6709	1375	0375	8855	3632
2302	6392	5023	8515	1197	9182	4952	1897
7439	5567	1156	9241	0438	0607	1962	0717
1930	7128	6098	6033	5132	5350	1216	0518
4598	6415	1523	4012	8179	9934	8863	8375
2835	5888	8616	7542	5875	2859	6805	4079
4377	5153	9930	0902	8208	6501	9593	1397
3725	7202	6551	7458	4740	8234	4914	0878

col. 1	col. 2	col. 3	col. 4	col. 5	col. 6	col. 7	col. 8
7868	7546	5714	9450	6603	3709	7328	2835
2168	2879	8000	8755	5496	3532	5173	4289
1366	5878	6631	3799	2607	0769	8119	7064
7840	6116	6088	5362	7583	6246	9297	9178
1208	7567	2984	1555	5633	2676	8668	9281
5492	1044	2380	1283	4244	2667	5864	5325
1049	9457	3807	8877	6857	6915	6852	2399
7834	8324	6028	6356	2771	1686	1840	3035
5907	6128	9673	4251	0986	3668	1215	2385
3405	6830	2171	9447	4347	6948	2083	0697
1785	4670	1154	2567	8965	3903	4669	4275
6180	3600	8393	5019	1457	2970	9582	1658
4614	8527	8738	5658	4017	0815	0851	7215
6465	6832	7586	3595	9421	9498	8576	4256
0573	7976	3362	1807	2929	0540	8721	3133
7672	3912	8047	0966	6692	4444	7690	8525
9182	1221	2215	0590	4784	5374	7429	5422
2118	5264	7144	8413	4137	6178	8670	4120
0478	5077	0991	3657	9242	5710	2758	0574
3386	1570	5143	4332	2599	4330	4999	8978
2053	4196	1585	4340	1955	6312	7903	8253
0483	3044	4609	4046	4614	4566	7906	0892
3825	9228	2706	8574	0959	6456	7232	5838
3426	9307	7283	9370	5441	9659	6478	1734
8365	9252	5198	2453	7514	5498	7105	0549
7915	3351	8381	2137	9695	0358	5163	1556
7521	7744	2379	2325	3585	9370	4879	6545
1262	0960	5816	3485	8498	5860	5188	3178
9110	8181	0097	3823	6955	1123	6794	5076
9979	5039	0025	8060	2668	0157	5578	0243
2312	2169	5977	8067	2782	7690	4146	6110
3960	1408	3399	4940	3088	7546	1170	6054
5227	6451	4868	0977	5735	0359	7805	8250
2599	3800	9245	6545	6181	7300	2348	4378
9583	3746	4175	0143	3279	0809	7367	2923
8740	4326	1105	0498	3910	2074	3623	9890
6541	2753	2423	4282	2195	1471	0852	6604
1237	2419	4572	3829	1274	9378	2393	4028
7397	4135	8132	3143	3638	0515	1133	9975

col. 1	col. 2	col. 3	col. 4	col. 5	col. 6	col. 7	col. 8
7868	7546	5714	9450	6603	3709	7328	2835
2168	2879	8000	8755	5496	3532	5173	4289
1366	5878	6631	3799	2607	0769	8119	7064
7840	6116	6088	5362	7583	6246	9297	9178
1208	7567	2984	1555	5633	2676	8668	9281
5492	1044	2380	1283	4244	2667	5864	5325
1049	9457	3807	8877	6857	6915	6852	2399
7834	8324	6028	6356	2771	1686	1840	3035
5907	6128	9673	4251	0986	3668	1215	2385
3405	6830	2171	9447	4347	6948	2083	0697
1785	4670	1154	2567	8965	3903	4669	4275
6180	3600	8393	5019	1457	2970	9582	1658
4614	8527	8738	5658	4017	0815	0851	7215
6465	6832	7586	3595	9421	9498	8576	4256
0573	7976	3362	1807	2929	0540	8721	3133
7672	3912	8047	0966	6692	4444	7690	8525
9182	1221	2215	0590	4784	5374	7429	5422
2118	5264	7144	8413	4137	6178	8670	4120
0478	5077	0991	3657	9242	5710	2758	0574
3386	1570	5143	4332	2599	4330	4999	8978
2053	4196	1585	4340	1955	6312	7903	8253
0483	3044	4609	4046	4614	4566	7906	0892
3825	9228	2706	8574	0959	6456	7232	5838
3426	9307	7283	9370	5441	9659	6478	1734
8365	9252	5198	2453	7514	5498	7105	0549
7915	3351	8381	2137	9695	0358	5163	1556
7521	7744	2379	2325	3585	9370	4879	6545
1262	0960	5816	3485	8498	5860	5188	3178
9110	8181	0097	3823	6955	1123	6794	5076
9979	5039	0025	8060	2668	0157	5578	0243
2312	2169	5977	8067	2782	7690	4146	6110
3960	1408	3399	4940	3088	7546	1170	6054
5227	6451	4868	0977	5735	0359	7805	8250
2599	3800	9245	6545	6181	7300	2348	4378
9583	3746	4175	0143	3279	0809	7367	2923
8740	4326	1105	0498	3910	2074	3623	9890
6541	2753	2423	4282	2195	1471	0852	6604
1237	2419	4572	3829	1274	9378	2393	4028
7397	4135	8132	3143	3638	0515	1133	9975

col. 1	col. 2	col. 3	col. 4	col. 5	col. 6	col. 7	col. 8
9105	3396	9469	0966	6128	3808	7073	7779
3348	5436	1171	5853	2392	7643	2011	0538
7792	4714	5799	1211	4049	5036	7879	6173
7523	0348	5237	2533	0635	2382	5092	3497
2674	2435	5979	7697	3260	2939	2511	7318
6825	3660	2688	9560	1329	4268	2532	5024
0639	6884	8337	5308	2054	3454	8745	1877
2467	2505	4926	1683	0034	7758	4458	9918
9513	2949	9337	7234	8454	3329	9691	4278
9116	6846	0205	1158	6112	9916	0723	3769
4012	3863	4817	6294	7865	1672	0317	6557
7698	0651	9756	1816	1154	6708	2522	8296
7158	8463	6406	0779	1185	7660	3065	8941
8412	5905	5612	7028	2545	2392	8434	1551
3134	3962	3147	9631	2881	3091	4678	4465
5840	1940	0754	0457	9533	0108	4523	8441
3237	4235	5504	3282	2838	5002	6614	2463
1990	9392	4943	9505	4925	8313	3108	7681
6724	8147	1557	1342	3352	4421	3707	2445
6521	8766	0654	2300	1696	0145	3257	3496
1888	6629	5385	8725	7185	6826	2279	5200
5567	1138	7139	8157	4906	2872	8842	0890
4511	3021	7370	0264	2690	6187	9110	0941
2188	3642	8905	8172	3930	0152	6931	4340
4086	8745	0988	4815	6192	9608	8686	7459
6817	9456	9157	3036	4769	9362	0074	0837
2914	8776	4833	3214	7643	4345	3304	6137
9122	4766	1599	5271	2257	8502	9560	2833
3558	1472	7664	7256	7181	0088	2257	2503
1928	8097	3520	2187	5124	7295	2525	1891
8032	1390	6606	7195	2724	7239	3888	5582
1846	9648	8699	9716	7752	9886	6299	9129
8691	5849	1005	6629	1632	1463	9288	8600
1884	3228	6397	1733	9543	9868	3611	4828
8211	8273	3941	1484	2627	8257	8493	6354
4070	3899	3121	6736	0668	0782	1398	7729
4463	5758	3905	1545	4699	4338	1235	9547
9961	4716	1687	2448	0815	3022	1220	4055
0420	8921	1593	4599	3401	7209	7877	6001

col. 1	col. 2	col. 3	col. 4	col. 5	col. 6	col. 7	col. 8
7927	6608	5190	9268	8431	0324	6619	6159
4007	1367	5975	8972	6629	1259	7204	6556
9515	5611	3025	2016	9209	0290	6236	7360
6670	0458	2062	7235	6818	7619	8698	0110
7485	8847	7234	9278	9453	4900	9119	9216
9177	4212	3238	2358	1109	9441	7591	3901

(1) 표준점수 (x/σ)	(2) $\bar{X}$에서 z까지의 면적	(3) 큰 부분의 면적	(4) 작은 부분의 면적 (x/σ) Z
0.00	.0000	.5000	.5000
0.01	.0040	.5040	.4960
0.02	.0080	.5080	.4920
0.03	.0120	.5120	.4880
0.04	.0160	.5160	.4840
0.05	.0199	.5199	.4801
0.06	.0239	.5239	.4761
0.07	.0279	.5279	.4721
0.08	.0319	.5319	.4681
0.09	.0359	.5359	.4641
0.10	.0398	.5398	.4602
0.11	.0438	.5438	.4562
0.12	.0478	.5478	.4522
0.13	.0517	.5517	.4483
0.14	.0557	.5557	.4443
0.15	.0596	.5596	.4404
0.16	.0636	.5636	.4364
0.17	.0675	.5675	.4325
0.18	.0714	.5714	.4286
0.19	.0753	.5753	.4247
0.20	.0793	.5793	.4207
0.21	.0832	.5832	.4168
0.22	.0871	.5871	.4129
0.23	.0910	.5910	.4090
0.24	.0948	.5948	.4052
0.25	.0987	.5987	.4013
0.26	.1026	.6026	.3974
0.27	.1064	.6064	.3936
0.28	.1103	.6103	.3897
0.29	.1141	.6141	.3859
0.30	.1179	.6179	.3821
0.31	.1217	.6217	.3783
0.32	.1255	.6255	.3745
0.33	.1293	.6293	.3707
0.34	.1331	.6331	.3669
0.35	.1368	.6368	.3632
0.36	.1406	.6406	.3594
0.37	.1443	.6443	.3557
0.38	.1480	.6480	.3520
0.39	.1517	.6517	.3483
0.40	.1554	.6554	.3446
0.41	.1591	.6591	.3409
0.42	.1628	.6628	.3372
0.43	.1664	.6664	.3336
0.44	.1700	.6700	.3300
0.45	.1736	.6736	.3264
0.46	.1772	.6772	.3228
0.47	.1808	.6808	.3192
0.48	.1844	.6844	.3156
0.49	.1879	.6879	.3121
0.50	.1915	.6915	.3085
0.51	.1950	.6950	.3050
0.52	.1985	.6985	.3015
0.53	.2019	.7019	.2981
0.54	.2054	.7054	.2946
0.55	.2088	.7088	.2912
0.56	.2123	.7123	.2877
0.57	.2157	.7157	.2843
0.58	.2190	.7190	.2810
0.59	.2224	.7224	.2776
0.60	.2257	.7257	.2743
0.61	.2291	.7291	.2709
0.62	.2324	.7324	.2676
0.63	.2357	.7357	.2643
0.64	.2389	.7389	.2611
0.65	.2422	.7422	.2578
0.66	.2454	.7454	.2546
0.67	.2486	.7486	.2514
0.68	.2517	.7517	.2483
0.69	.2549	.7549	.2451
0.70	.2580	.7580	.2420
0.71	.2611	.7611	.2389
0.72	.2642	.7642	.2358
0.73	.2673	.7673	.2327
0.74	.2704	.7704	.2296
0.75	.2734	.7734	.2266
0.76	.2764	.7764	.2236
0.77	.2794	.7794	.2206
0.78	.2823	.7823	.2177
0.79	.2852	.7852	.2148
0.80	.2881	.7881	.2119
0.81	.2910	.7910	.2090
0.82	.2939	.7939	.2061
0.83	.2967	.7967	.2033
0.84	.2995	.7995	.2005
0.85	.3023	.8023	.1977
0.86	.3051	.8051	.1949
0.87	.3078	.8078	.1922
0.88	.3106	.8106	.1894
0.89	.3133	.8133	.1867
0.90	.3159	.8159	.1841
0.91	.3186	.8186	.1814
0.92	.3212	.8212	.1788
0.93	.3238	.8238	.1762
0.94	.3264	.8264	.1736
0.95	.3289	.8289	.1711
0.96	.3315	.8315	.1685
0.97	.3340	.8340	.1660
0.98	.3365	.8365	.1635
0.99	.3389	.8389	.1611
1.00	.3413	.8413	.1587
1.01	.3438	.8438	.1562
1.02	.3461	.8461	.1539
1.03	.3485	.8485	.1515
1.04	.3508	.8508	.1492
1.05	.3531	.8531	.1469
1.06	.3554	.8554	.1446
1.07	.3577	.8577	.1423
1.08	.3599	.8599	.1401
1.09	.3621	.8621	.1379

2. 정규분포

(1)	(2)	(3)	(4)	(1)	(2)	(3)	(4)
1.10	.3643	.8643	.1357	1.65	.4505	.9505	.0495
1.11	.3665	.8665	.1335	1.66	.4515	.9515	.0485
1.12	.3686	.8686	.1314	1.67	.4525	.9525	.0475
1.13	.3708	.8708	.1292	1.68	.4535	.9535	.0465
1.14	.3729	.8729	.1271	1.69	.4545	.9545	.0455
1.15	.3749	.8749	.1251	1.70	.4554	.9554	.0446
1.16	.3770	.8770	.1230	1.71	.4564	.9564	.0436
1.17	.3790	.8790	.1210	1.72	.4573	.9573	.0427
1.18	.3810	.8810	.1190	1.73	.4582	.9582	.0418
1.19	.3830	.8830	.1170	1.74	.4591	.9591	.0409
1.20	.3849	.8849	.1151	1.75	.4599	.9599	.0401
1.21	.3869	.8869	.1131	1.76	.4608	.9608	.0392
1.22	.3888	.8888	.1112	1.77	.4616	.9616	.0384
1.23	.3907	.8907	.1093	1.78	.4625	.9625	.0375
1.24	.3925	.8925	.1075	1.79	.4633	.9633	.0367
1.25	.3944	.8944	.1056	1.80	.4641	.9641	.0359
1.26	.3962	.8962	.1038	1.81	.4649	.9649	.0351
1.27	.3980	.8980	.1020	1.82	.4656	.9656	.0344
1.28	.3997	.8997	.1003	1.83	.4664	.9664	.0336
1.29	.4015	.9015	.0985	1.84	.4671	.9671	.0329
1.30	.4032	.9032	.0968	1.85	.4678	.9678	.0322
1.31	.4049	.9049	.0951	1.86	.4686	.9686	.0314
1.32	.4066	.9066	.0934	1.87	.4693	.9693	.0307
1.33	.4082	.9082	.0918	1.88	.4699	.9699	.0301
1.34	.4099	.9099	.0901	1.89	.4706	.9706	.0294
1.35	.4115	.9115	.0885	1.90	.4713	.9713	.0287
1.36	.4131	.9131	.0869	1.91	.4719	.9719	.0281
1.37	.4147	.9147	.0853	1.92	.4726	.9726	.0274
1.38	.4162	.9162	.0838	1.93	.4732	.9732	.0268
1.39	.4177	.9177	.0823	1.94	.4738	.9738	.0262
1.40	.4192	.9192	.0808	1.95	.4744	.9744	.0256
1.41	.4207	.9207	.0793	1.96	.4750	.9750	.0250
1.42	.4222	.9222	.0778	1.97	.4756	.9756	.0244
1.43	.4236	.9236	.0764	1.98	.4761	.9761	.0239
1.44	.4251	.9251	.0749	1.99	.4767	.9767	.0233
1.45	.4265	.9265	.0735	2.00	.4772	.9772	.0228
1.46	.4279	.9279	.0721	2.01	.4778	.9778	.0222
1.47	.4292	.9292	.0708	2.02	.4783	.9783	.0217
1.48	.4306	.9306	.0694	2.03	.4788	.9788	.0212
1.49	.4319	.9319	.0681	2.04	.4793	.9793	.0207
1.50	.4332	.9332	.0668	2.05	.4798	.9798	.0202
1.51	.4345	.9345	.0655	2.06	.4803	.9803	.0197
1.52	.4357	.9357	.0643	2.07	.4808	.9808	.0192
1.53	.4370	.9370	.0630	2.08	.4812	.9812	.0188
1.54	.4382	.9382	.0618	2.09	.4817	.9817	.0183
1.55	.4394	.9394	.0606	2.10	.4821	.9821	.0179
.56	.4406	.9406	.0594	2.11	.4826	.9826	.0174
1.57	.4418	.9418	.0582	2.12	.4830	.9830	.0170
..58	.4429	.9129	.0571	2.13	.4834	.9834	.0166
1.59	.4441	.9441	.0559	2.14	.4838	.9838	.0162
1.60	.4452	.9452	.0548	2.15	.4842	.9842	.0158
1.61	.4463	.9463	.0537	2.16	.4846	.9846	.0154
1.62	.4474	.9474	.0526	2.17	.4850	.9850	.0150
1.63	.4484	.9484	.0516	2.18	.4854	.9854	.0146
1.64	.4495	.9495	.0505	2.19	.4857	.9857	.0143

(1)	(2)	(3)	(4)	(1)	(2)	(3)	(4)
2.20	.4861	.9861	.0139	2.75	.4970	.9970	.0030
2.21	.4864	.9864	.0136	2.76	.4971	.9971	.0029
2.22	.4868	.9868	.0132	2.77	.4972	.9972	.0028
2.23	.4871	.9871	.0129	2.78	.4973	.9973	.0027
2.24	.4875	.9875	.0125	2.79	.4974	.9974	.0026
2.25	.4878	.9878	.0122	2.80	.4974	.9974	.0026
2.26	.4881	.9881	.0119	2.81	.4975	.9975	.0025
2.27	.4884	.9884	.0116	2.82	.4976	.9976	.0024
2.28	.4887	.9887	.0113	2.83	.4977	.9977	.0023
2.29	.4890	.9890	.0110	2.84	.4977	.9977	.0023
2.30	.4893	.9893	.0107	2.85	.4978	.9978	.0022
2.31	.4896	.9896	.0104	2.86	.4979	.9979	.0021
2.32	.4898	.9898	.0102	2.87	.4979	.9979	.0021
2.33	.4901	.9901	.0099	2.88	.4980	.9980	.0020
2.34	.4904	.9904	.0096	2.89	.4981	.9981	.0019
2.35	.4906	.9906	.0094	2.90	.4981	.9981	.0019
2.36	.4909	.9909	.0091	2.91	.4982	.9982	.0018
2.37	.4911	.9911	.0089	2.92	.4982	.9982	.0018
2.38	.4913	.9913	.0087	2.93	.4983	.9983	.0017
2.39	.4916	.9916	.0084	2.94	.4984	.9984	.0016
2.40	.4918	.9918	.0082	2.95	.4984	.9984	.0016
2.41	.4920	.9920	.0080	2.96	.4985	.9985	.0015
2.42	.4922	.9922	.0078	2.97	.4985	.9985	.0015
2.43	.4925	.9925	.0075	2.98	.4986	.9986	.0014
2.44	.4927	.9927	.0073	2.99	.4986	.9986	.0014
2.45	.4929	.9929	.0071	3.00	.4987	.9987	.0013
2.46	.4931	.9931	.0069	3.01	.4987	.9987	.0013
2.47	.4932	.9932	.0068	3.02	.4987	.9987	.0013
2.48	.4934	.9934	.0066	3.03	.4988	.9988	.0012
2.49	.4936	.9936	.0064	3.04	.4988	.9988	.0012
2.50	.4938	.9938	.0062	3.05	.4989	.9989	.0011
2.51	.4940	.9940	.0060	3.06	.4989	.9989	.0011
2.52	.4941	.9941	.0059	3.07	.4989	.9989	.0011
2.53	.4943	.9943	.0057	3.08	.4990	.9990	.0010
2.54	.4945	.9945	.0055	3.09	.4990	.9990	.0010
2.55	.4946	.9946	.0054	3.10	.4990	.9990	.0010
2.56	.4948	.9948	.0052	3.11	.4991	.9991	.0009
2.57	.4949	.9949	.0051	3.12	.4991	.9991	.0009
2.58	.4951	.9951	.0049	3.13	.4991	.9991	.0009
2.59	.4952	.9952	.0048	3.14	.4992	.9992	.0008
2.60	.4953	.9953	.0047	3.15	.4992	.9992	.0008
2.61	.4955	.9955	.0045	3.16	.4992	.9992	.0008
2.62	.4956	.9956	.0044	3.17	.4992	.9992	.0008
2.63	.4957	.9957	.0043	3.18	.4993	.9993	.0007
2.64	.4959	.9959	.0041	3.19	.4993	.9993	.0007
2.65	.4960	.9960	.0040	3.20	.4993	.9993	.0007
2.66	.4961	.9961	.0039	3.21	.4993	.9993	.0007
2.67	.4962	.9962	.0038	3.22	.4994	.9994	.0006
2.68	.4963	.9963	.0037	3.23	.4994	.9994	.0006
2.69	.4964	.9964	.0036	3.24	.4994	.9994	.0006
2.70	.4965	.9965	.0035	3.30	.4995	.9995	.0005
2.71	.4966	.9966	.0034	3.40	.4997	.9997	.0003
2.72	.4967	.9967	.0033	3.50	.4998	.9998	.0002
2.73	.4968	.9968	.0032	3.60	.4998	.9998	.0002
2.74	.4969	.9969	.0031	3.70	.4999	.9999	.0001

	단측검정					
	0.25	0.10	0.05	0.025	0.01	0.005
	양측검정					
df	0.50	0.20	0.10	0.05	0.02	0.01
1	1.000	3.078	6.314	12.706	31.821	63.657
2	0.816	1.886	2.920	4.303	6.965	9.925
3	0.765	1.638	2.353	3.182	4.541	5.841
4	0.741	1.533	2.132	2.776	3.747	4.604
5	0.727	1.476	2.015	2.571	3.365	4.032
6	0.718	1.440	1.943	2.447	3.143	3.707
7	0.711	1.415	1.895	2.365	2.998	3.499
8	0.706	1.397	1.860	2.306	2.896	3.355
9	0.703	1.383	1.833	2.262	2.821	3.250
10	0.700	1.372	1.812	2.228	2.764	3.169
11	0.697	1.363	1.796	2.201	2.718	3.106
12	0.695	1.356	1.782	2.179	2.681	3.055
13	0.694	1.350	1.771	2.160	2.650	3.012
14	0.692	1.345	1.761	2.145	2.624	2.977
15	0.691	1.341	1.753	2.131	2.602	2.947
16	0.690	1.337	1.746	2.120	2.583	2.921
17	0.689	1.333	1.740	2.110	2.567	2.898
18	0.688	1.330	1.734	2.101	2.552	2.878
19	0.688	1.328	1.729	2.093	2.539	2.861
20	0.687	1.325	1.725	2.086	2.528	2.845
21	0.686	1.323	1.721	2.080	2.518	2.831
22	0.686	1.321	1.717	2.074	2.508	2.819
23	0.685	1.319	1.714	2.069	2.500	2.807
24	0.685	1.318	1.711	2.064	2.492	2.797
25	0.684	1.316	1.708	2.060	2.485	2.787
26	0.684	1.315	1.706	2.056	2.479	2.779
27	0.684	1.314	1.703	2.052	2.473	2.771
28	0.683	1.313	1.701	2.048	2.467	2.763
29	0.683	1.311	1.699	2.045	2.462	2.756
30	0.683	1.310	1.697	2.042	2.457	2.750
40	0.681	1.303	1.684	2.021	2.423	2.704
60	0.679	1.296	1.671	2.000	2.390	2.660
120	0.677	1.289	1.658	1.980	2.358	2.617
∞	0.674	1.282	1.645	1.960	2.326	2.576

3. t-분포

가는 숫자 5%　　고딕숫자 1%

분모의 자유도(df_2)	분자의 자유도(df_1) 1	2	3	4	5	6	7	8	9	10	11	12	14	16	20
1	161 **4052**	200 **4999**	216 **5403**	225 **5625**	230 **5764**	234 **5859**	237 **5928**	239 **5981**	241 **6022**	242 **6056**	243 **6082**	244 **6106**	245 **6142**	246 **6169**	248 **6208**
2	18.51 **98.49**	19.00 **99.00**	19.16 **99.17**	19.25 **99.25**	19.30 **99.30**	19.33 **99.33**	19.36 **99.34**	19.37 **99.36**	19.38 **99.38**	19.39 **99.40**	19.40 **99.41**	19.41 **99.42**	19.42 **99.43**	19.43 **99.44**	19.44 **99.45**
3	10.13 **34.12**	9.55 **30.82**	9.28 **29.46**	9.12 **28.71**	9.01 **28.24**	8.94 **27.91**	8.88 **27.67**	8.84 **27.49**	8.81 **27.34**	8.78 **27.23**	8.76 **27.13**	8.74 **27.05**	8.71 **26.92**	8.69 **26.83**	8.66 **26.69**
4	7.71 **21.20**	6.94 **18.00**	6.59 **16.69**	6.39 **15.98**	6.26 **15.52**	6.16 **15.21**	6.09 **14.98**	6.04 **14.80**	6.00 **14.66**	5.96 **14.54**	5.93 **14.45**	5.91 **14.37**	5.87 **14.24**	5.84 **14.15**	5.80 **14.02**
5	6.61 **16.26**	5.79 **13.27**	5.41 **12.06**	5.19 **11.39**	5.05 **10.97**	4.95 **10.67**	4.88 **10.45**	4.82 **10.27**	4.78 **10.15**	4.74 **10.05**	4.70 **9.96**	4.68 **9.89**	4.64 **9.77**	4.60 **9.68**	4.56 **9.55**
6	5.99 **13.74**	5.14 **10.92**	4.76 **9.78**	4.53 **9.15**	4.39 **8.75**	4.28 **8.47**	4.21 **8.26**	4.15 **8.10**	4.10 **7.98**	4.06 **7.87**	4.03 **7.79**	4.00 **7.72**	3.96 **7.60**	3.92 **7.52**	3.87 **7.39**
7	5.59 **12.25**	4.47 **9.55**	4.35 **8.45**	4.12 **7.85**	3.97 **7.46**	3.87 **7.19**	3.79 **7.00**	3.73 **6.84**	3.68 **6.71**	3.63 **6.62**	3.60 **6.54**	3.57 **6.47**	3.52 **6.35**	3.49 **6.27**	3.44 **6.15**
8	5.32 **11.26**	4.46 **8.65**	4.07 **7.59**	3.84 **7.01**	3.69 **6.63**	3.58 **6.37**	3.50 **6.19**	3.44 **6.03**	3.39 **5.91**	3.34 **5.82**	3.31 **5.74**	3.28 **5.67**	3.23 **5.56**	3.20 **5.48**	3.15 **5.36**
9	5.12 **10.56**	4.26 **8.02**	3.86 **6.99**	3.63 **6.42**	3.48 **6.06**	3.37 **5.80**	3.29 **5.62**	3.23 **5.47**	3.18 **5.35**	3.13 **5.26**	3.10 **5.18**	3.07 **5.11**	3.02 **5.00**	2.98 **4.92**	2.93 **4.80**
10	4.96 **10.04**	4.10 **7.56**	3.71 **6.55**	3.48 **5.99**	3.33 **5.64**	3.22 **5.39**	3.14 **5.21**	3.07 **5.06**	3.02 **4.95**	2.97 **4.85**	2.94 **4.78**	2.91 **4.71**	2.86 **4.60**	2.82 **4.52**	2.77 **4.41**
11	4.84 **9.65**	3.98 **7.20**	3.59 **6.22**	3.36 **5.67**	3.20 **5.32**	3.09 **5.07**	3.01 **4.88**	2.95 **4.74**	2.90 **4.63**	2.86 **4.54**	2.82 **4.46**	2.79 **4.40**	2.74 **4.29**	2.70 **4.21**	2.65 **4.10**
12	4.75 **9.33**	3.88 **6.93**	3.49 **5.95**	3.26 **5.41**	3.11 **5.06**	3.00 **4.82**	2.92 **4.65**	2.85 **4.50**	2.80 **4.39**	2.76 **4.30**	2.72 **4.22**	2.69 **4.16**	2.64 **4.05**	2.60 **3.98**	2.54 **3.86**
13	4.67 **9.07**	3.80 **6.70**	3.41 **5.74**	3.18 **5.20**	3.02 **4.86**	2.92 **4.62**	2.84 **4.44**	2.77 **4.30**	2.72 **4.19**	2.67 **4.10**	2.63 **4.02**	2.60 **3.96**	2.55 **3.85**	2.51 **3.78**	2.46 **3.67**
14	4.60 **8.86**	3.74 **6.51**	3.34 **5.56**	3.11 **5.03**	2.96 **4.69**	2.85 **4.46**	2.77 **4.28**	2.70 **4.14**	2.65 **4.03**	2.60 **3.94**	2.56 **3.86**	2.53 **3.80**	2.48 **3.70**	2.44 **3.62**	2.39 **3.51**

4. F-분포

분모의 자유도(df_2)	분자의 자유도(df_1) 1	2	3	4	5	6	7	8	9	10	11	12	14	16	20
15	4.54	3.68	3.29	3.06	2.90	2.79	2.70	2.64	2.59	2.55	2.51	2.48	2.43	2.39	2.33
	8.68	**6.36**	**5.42**	**4.89**	**4.56**	**4.32**	**4.14**	**4.00**	**3.89**	**3.80**	**3.73**	**3.67**	**3.56**	**3.48**	**3.36**
16	4.49	3.63	3.24	3.01	2.85	2.74	2.66	2.59	2.54	2.49	2.45	2.42	2.37	2.33	2.28
	8.53	**6.23**	**5.29**	**4.77**	**4.44**	**4.20**	**4.03**	**3.89**	**3.78**	**3.69**	**3.61**	**3.55**	**3.45**	**3.37**	**3.25**
17	4.45	3.59	3.20	2.96	2.81	2.70	2.62	2.55	2.50	2.45	2.41	2.38	2.33	2.29	2.23
	8.40	**6.11**	**5.18**	**4.67**	**4.34**	**4.10**	**3.93**	**3.79**	**3.68**	**3.59**	**3.52**	**3.45**	**3.35**	**3.27**	**3.16**
18	4.41	3.55	3.16	2.93	2.77	2.66	2.58	2.51	2.46	2.41	2.37	2.34	2.29	2.25	2.19
	8.28	**6.01**	**5.09**	**4.58**	**4.25**	**4.01**	**3.85**	**3.71**	**3.60**	**3.51**	**3.44**	**3.37**	**3.27**	**3.19**	**3.07**
19	4.38	3.52	3.13	2.90	2.74	2.63	2.55	2.48	2.43	2.38	2.34	2.31	2.26	2.21	2.15
	8.18	**5.93**	**5.01**	**4.50**	**4.17**	**3.94**	**3.77**	**3.63**	**3.52**	**3.43**	**3.36**	**3.30**	**3.19**	**3.12**	**3.00**
20	4.35	3.49	3.10	2.87	2.71	2.60	2.52	2.45	2.40	2.35	2.31	2.28	2.23	2.18	2.12
	8.10	**5.85**	**4.94**	**4.43**	**4.10**	**3.87**	**3.71**	**3.56**	**3.45**	**3.37**	**3.30**	**3.23**	**3.13**	**3.05**	**2.94**
21	4.32	3.47	3.07	2.84	2.68	2.57	2.49	2.42	2.37	2.32	2.28	2.25	2.20	2.15	2.09
	8.02	**5.78**	**4.87**	**4.37**	**4.04**	**3.81**	**3.65**	**3.51**	**3.40**	**3.31**	**3.24**	**3.17**	**3.07**	**2.99**	**2.88**
22	4.30	3.44	3.05	2.82	2.66	2.55	2.47	2.40	2.35	2.30	2.26	2.23	2.18	2.13	2.07
	7.94	**5.72**	**4.82**	**4.31**	**3.99**	**3.76**	**3.59**	**3.45**	**3.35**	**3.26**	**3.18**	**3.12**	**3.02**	**2.94**	**2.83**
23	4.28	3.42	3.03	2.80	2.64	2.53	2.45	2.38	2.32	2.28	2.24	2.20	2.14	2.10	2.04
	7.88	**5.66**	**4.76**	**4.26**	**3.94**	**3.71**	**3.54**	**3.41**	**3.30**	**3.21**	**3.14**	**3.07**	**2.97**	**2.89**	**2.78**
24	4.26	3.40	3.01	2.78	2.62	2.51	2.43	2.36	2.30	2.26	2.22	2.18	2.13	2.09	2.02
	7.82	**5.61**	**4.72**	**4.22**	**3.90**	**3.67**	**3.50**	**3.36**	**3.25**	**3.17**	**3.09**	**3.03**	**2.93**	**2.85**	**2.74**
25	4.24	3.38	2.99	2.76	2.60	2.49	2.41	2.34	2.28	2.24	2.20	2.16	2.11	2.06	2.00
	7.77	**5.57**	**4.68**	**4.18**	**3.86**	**3.63**	**3.46**	**3.32**	**3.21**	**3.13**	**3.05**	**2.99**	**2.89**	**2.81**	**2.70**
26	4.22	3.37	2.98	2.74	2.59	2.47	2.39	2.32	2.27	2.22	2.18	2.15	2.10	2.05	1.99
	7.72	**5.53**	**4.64**	**4.14**	**3.82**	**3.59**	**3.42**	**3.29**	**3.17**	**3.09**	**3.02**	**2.96**	**2.86**	**2.77**	**2.66**
27	4.21	3.35	2.96	2.73	2.57	2.46	2.37	2.30	2.25	2.20	2.16	2.13	2.08	2.03	1.97
	7.68	**5.49**	**4.60**	**4.11**	**3.79**	**3.56**	**3.39**	**3.26**	**3.14**	**3.06**	**2.98**	**2.93**	**2.83**	**2.74**	**2.63**
28	4.20	3.34	2.95	2.71	2.56	2.44	2.36	2.29	2.24	2.19	2.15	2.12	2.06	2.02	1.96
	7.64	**5.45**	**4.57**	**4.07**	**3.76**	**3.53**	**3.36**	**3.23**	**3.11**	**3.03**	**2.95**	**2.90**	**2.80**	**2.71**	**2.60**
29	4.18	3.33	2.93	2.70	2.54	2.43	2.35	2.28	2.22	2.18	2.14	2.10	2.05	2.00	1.94
	7.60	**5.42**	**4.54**	**4.04**	**3.73**	**3.50**	**3.33**	**3.20**	**3.08**	**3.00**	**2.92**	**2.87**	**2.77**	**2.68**	**2.57**
30	4.17	3.32	2.92	2.69	2.53	2.42	2.34	2.27	2.21	2.16	2.12	2.09	2.04	1.99	1.93
	7.56	**5.39**	**4.51**	**4.02**	**3.70**	**3.47**	**3.30**	**3.17**	**3.06**	**2.98**	**2.90**	**2.84**	**2.74**	**2.66**	**2.55**

분모의 자유도(df_2)	분자의 자유도(df_1) 1	2	3	4	5	6	7	8	9	10	11	12	14	16	20
32	4.15 **7.50**	3.30 **5.34**	2.90 **4.46**	2.67 **3.97**	2.51 **3.66**	2.40 **3.42**	2.32 **3.25**	2.25 **3.12**	2.19 **3.01**	2.14 **2.94**	2.10 **2.86**	2.07 **2.80**	2.02 **2.70**	1.97 **2.62**	1.91 **2.51**
34	4.13 **7.44**	3.28 **5.29**	2.88 **4.42**	2.65 **3.93**	2.49 **3.61**	2.38 **3.38**	2.30 **3.21**	2.23 **3.08**	2.17 **2.97**	2.12 **2.89**	2.08 **2.82**	2.05 **2.76**	2.00 **2.66**	1.95 **2.58**	1.89 **2.47**
36	4.11 **7.39**	3.26 **5.25**	2.86 **4.38**	2.63 **3.89**	2.48 **3.58**	2.36 **3.35**	2.28 **3.18**	2.21 **3.04**	2.15 **2.94**	2.10 **2.86**	2.06 **2.78**	2.03 **2.72**	1.98 **2.62**	1.93 **2.54**	1.87 **2.43**
38	4.10 **7.35**	3.25 **5.21**	2.85 **4.34**	2.62 **3.86**	2.46 **3.54**	2.35 **3.32**	2.26 **3.15**	2.19 **3.02**	2.14 **2.91**	2.09 **2.82**	2.05 **2.75**	2.02 **2.69**	1.96 **2.59**	1.92 **2.51**	1.85 **2.40**
40	4.08 **7.31**	3.23 **5.18**	2.84 **4.31**	2.61 **3.83**	2.45 **3.51**	2.34 **3.29**	2.25 **3.12**	2.18 **2.99**	2.12 **2.88**	2.07 **2.80**	2.04 **2.73**	2.00 **2.66**	1.95 **2.56**	1.90 **2.49**	1.84 **2.37**
42	4.07 **7.27**	3.22 **5.15**	2.83 **4.29**	2.59 **3.80**	2.44 **3.49**	2.32 **3.26**	2.24 **3.10**	2.17 **2.96**	2.11 **2.86**	2.06 **2.77**	2.02 **2.70**	1.99 **2.64**	1.94 **2.54**	1.89 **2.46**	1.82 **2.35**
44	4.06 **7.24**	3.21 **5.12**	2.82 **4.26**	2.58 **3.78**	2.43 **3.46**	2.31 **3.24**	2.23 **3.07**	2.16 **2.94**	2.10 **2.84**	2.05 **2.75**	2.01 **2.68**	1.98 **2.62**	1.92 **2.52**	1.88 **2.44**	1.81 **2.32**
46	4.05 **7.21**	3.20 **5.10**	2.81 **4.24**	2.57 **3.76**	2.42 **3.44**	2.30 **3.22**	2.22 **3.05**	2.14 **2.92**	2.09 **2.82**	2.04 **2.73**	2.00 **2.66**	1.97 **2.60**	1.91 **2.50**	1.87 **2.42**	1.80 **2.30**
48	4.04 **7.19**	3.19 **5.08**	2.80 **4.22**	2.56 **3.74**	2.41 **3.42**	2.30 **3.20**	2.21 **3.04**	2.14 **2.90**	2.08 **2.80**	2.03 **2.71**	1.99 **2.64**	1.96 **2.58**	1.90 **2.48**	1.86 **2.40**	1.79 **2.28**
50	4.03 **7.17**	3.18 **5.06**	2.79 **4.20**	2.56 **3.72**	2.40 **3.41**	2.29 **3.18**	2.20 **3.02**	2.13 **2.88**	2.07 **2.78**	2.02 **2.70**	1.98 **2.62**	1.95 **2.56**	1.90 **2.46**	1.85 **2.39**	1.78 **2.26**
55	4.02 **7.12**	3.17 **5.01**	2.78 **4.16**	2.54 **3.68**	2.38 **3.37**	2.27 **3.15**	2.18 **2.98**	2.11 **2.85**	2.05 **2.75**	2.00 **2.66**	1.97 **2.59**	1.93 **2.53**	1.88 **2.43**	1.83 **2.35**	1.76 **2.23**
60	4.00 **7.08**	3.15 **4.98**	2.76 **4.13**	2.52 **3.65**	2.37 **3.34**	2.25 **3.12**	2.17 **2.95**	2.10 **2.82**	2.04 **2.72**	1.99 **2.63**	1.95 **2.56**	1.92 **2.50**	1.86 **2.40**	1.81 **2.32**	1.75 **2.20**
65	3.99 **7.04**	3.14 **4.95**	2.75 **4.10**	2.51 **3.62**	2.36 **3.31**	2.24 **3.09**	2.15 **2.93**	2.08 **2.79**	2.02 **2.70**	1.98 **2.61**	1.94 **2.54**	1.90 **2.47**	1.85 **2.37**	1.80 **2.30**	1.73 **2.18**
70	3.98 **7.01**	3.13 **4.92**	2.74 **4.08**	2.50 **3.60**	2.35 **3.29**	2.23 **3.07**	2.14 **2.91**	2.07 **2.77**	2.01 **2.67**	1.97 **2.59**	1.93 **2.51**	1.89 **2.45**	1.84 **2.35**	1.79 **2.28**	1.72 **2.15**
80	3.96 **6.96**	3.11 **4.88**	2.72 **4.04**	2.48 **3.56**	2.33 **3.25**	2.21 **3.04**	2.12 **2.87**	2.05 **2.74**	1.99 **2.64**	1.95 **2.55**	1.91 **2.48**	1.88 **2.41**	1.82 **2.32**	1.77 **2.24**	1.70 **2.11**
100	3.94 **6.90**	3.09 **4.82**	2.70 **3.98**	2.46 **3.51**	2.30 **3.20**	2.19 **2.99**	2.10 **2.82**	2.03 **2.69**	1.97 **2.59**	1.92 **2.51**	1.88 **2.43**	1.85 **2.36**	1.79 **2.26**	1.75 **2.19**	1.68 **2.06**

분모의 자유도(df_2)	분자의 자유도(df_1) 1	2	3	4	5	6	7	8	9	10	11	12	14	16	20
125	3.92 **6.84**	3.07 **4.78**	2.68 **3.94**	2.44 **3.47**	2.29 **3.17**	2.17 **2.95**	2.08 **2.79**	2.01 **2.65**	1.95 **2.56**	1.90 **2.47**	1.86 **2.40**	1.83 **2.33**	1.77 **2.23**	1.72 **2.15**	1.[illegible] **2.[illegible]**
150	3.91 **6.81**	3.06 **4.75**	2.67 **3.91**	2.43 **3.44**	2.27 **3.14**	2.16 **2.92**	2.07 **2.76**	2.00 **2.62**	1.94 **2.53**	1.89 **2.44**	1.85 **2.37**	1.82 **2.30**	1.76 **2.20**	1.71 **2.12**	1.[illegible] **2.[illegible]**
200	3.89 **6.76**	3.04 **4.71**	2.65 **3.88**	2.41 **3.41**	2.26 **3.11**	2.14 **2.90**	2.05 **2.73**	1.98 **2.60**	1.92 **2.50**	1.87 **2.41**	1.83 **2.34**	1.80 **2.28**	1.74 **2.17**	1.69 **2.09**	1.[illegible] **1.[illegible]**
400	3.86 **6.70**	3.02 **4.66**	2.62 **3.83**	2.39 **3.36**	2.23 **3.06**	2.12 **2.85**	2.03 **2.69**	1.96 **2.55**	1.90 **2.46**	1.85 **2.37**	1.81 **2.29**	1.78 **2.23**	1.72 **2.12**	1.67 **2.04**	1.[illegible] **1.[illegible]**
1000	3.85 **6.66**	3.00 **4.62**	2.61 **3.80**	2.38 **3.34**	2.22 **3.04**	2.10 **2.82**	2.02 **2.66**	1.95 **2.53**	1.89 **2.43**	1.84 **2.34**	1.80 **2.26**	1.76 **2.20**	1.70 **2.09**	1.65 **2.01**	1.[illegible] **1.[illegible]**
∞	3.84 **6.64**	2.99 **4.60**	2.60 **3.78**	2.37 **3.32**	2.21 **3.02**	2.09 **2.80**	2.01 **2.64**	1.94 **2.51**	1.88 **2.41**	1.83 **2.32**	1.79 **2.24**	1.75 **2.18**	1.69 **2.07**	1.64 **1.99**	1.[illegible] **1.[illegible]**

참고문헌

강김진경 외(2008), 통계학, 자유아카데미

박종구 외(2011), SPSS 17.0을 이용한 보건통계학, 계축문화사

양옥렬 외(2012), 의료데이터베이스실무, 현문사

안윤옥 외(2010), 보건통계학의 이해, 정문각

엄홍섭 외(2011), 최신 병원통계학, 서원미디어

이건철 외(2011), 보건통계학, 현문사

이성란(2010), 핵심 병원통계, 신광출판사

이준영 외(2011), 보건. 의학통계학, 계축문화사

오홍준 외(2010년), Excel을 활용한 통계학의 기초, 북스힐

윤병창 외(2005), 통계학 이론, 북스힐

한국의료정보교육협회(2012), 보건의료정보학, 현문사

한국의료정보교육협회(2010), 의료전산일반, 서원미디어

현문사 편집부(2011), 의무기록사, 현문사

건강보험심사평가원(2012년), http://www.hira.or.kr

R.V.Hogg & E.A.Tanis(1977), Probality & statistical in inference, Macmillan Publishing Co., Inc.

J.W.Mcghee(1985), Introductory statistics, West Publishing Co.

찾아보기

T

W

Z